# LA FACULTÉ *VENGÉE.*

# COMÉDIE

## EN

# TROIS ACTES.

PAR MR. * * * DOCTEUR RÉGENT DE LA
FACULTÉ DE PARIS.

- - - - - - - - *Manet altâ mente repoſtum*
*Judicium Paridis, ſpretæque Injuria formæ.*
Virg. Æneid. L. I.

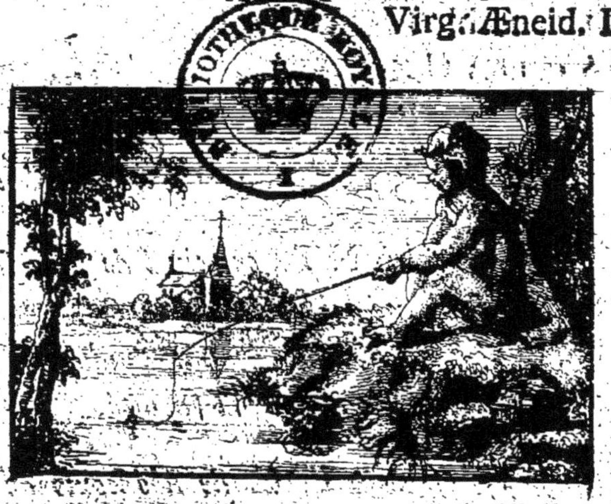

A PARIS,

Chez QUILLAU, Libraire & Imprimeur
de la Faculté, Ruë Galande près la
Place-Maubert.

M. D. CC. XLVII.

# NOMS DES ACTEURS.

PLUTON JUGE.
BOUDINAU DOYEN.
SOMNAMBULE.
GRESILLON.
JAUNISSE.
SAVANTASSE.
MAQUL.
MUSCADIN.
BAVAROISE.
SOT-EN-COUR.
VARDAUX.
LA TULIPE.
DON QUICHOTTE, *avec une épée sous sa Robbe.*
CHAT-HUANT, *criminel de léze faculté.*
VALE'RE, *Ami de Chat-huant.*
CRISPIN, *Valet de Chat-huant.*
St. JEAN, *Portier de la faculté.*

*La Scène est aux Ecoles de Médecine de Paris, Ruë des Bucheries.*

# LA FACULTÉ VENGÉE.

## ACTE I.

## SCENE PREMIÈRE.

St. JEAN (*le Balai à la main.*)

J'AI beau balaïer, quelle horreur! Est-ce-là une Faculté? Et la première Faculté du Roïaume? Cette Salle a l'air d'une véritable écurie, & il n'y manque qu'un picotin d'avoine pour chacun de nos Docteurs. Il en est de même de bien des Médecins; ils ressemblent à des Maladies ambulantes, qui en vont guérir d'autres. *Médecin guéris-toi toi-même*, comme dit le Proverbe. Il ne m'apartient pas de fourer le nez dans la Médecine, ni de décider, si les Docteurs de Montpellier sont plus habiles que ceux de Paris; je n'en crois rien, car après qu'ils ont fait beaucoup de bruit là bas, ils sont ici dès quinze années,



sans

ſans rien faire, à ce que je ſai par leurs Gens. Il eſt vrai que Mr. *de la Jauniſſe* m'a dit le contraire, & que c'étoit un charme, une vermeille de voir ſes anciens Confrères tâter le pouls. *Tatigué*, ſi on l'en croit, comme les Médecins refléchiſſent en ce Païs-là ! Mais c'eſt un ſi drôle de corps que ce Mr. *de la Jauniſſe!* il ſe prend, comme vous voïez, de converſation avec le premier venu. La triſte & plate figure ! Il porte ſon nom écrit en gros caractères, mêlés de noir ſur ſa Phyſionomie. J'ai peine à croire qu'il ſoit auſſi grand Docteur qu'il le dit. Comme il ſe vante à tous les Marmitons ! *Ouvrez les fenêtres, laiſſez paſſer.* S'il a raiſon, & je n'en doute pas, c'eſt lorſqu'il trouve cette Salle vilaine, horrible, auprès de celle de Montpellier, & il faut que cela ſoit, car il veut parier gros, un ſol marqué; au ſurplus, vaille que vaille; une écurie vaut bien un Moulin;& quand la plûpart des Médecins en ſeroient logés là .... mais *chut*, on dit que les murailles ont des oreilles, & ſurtout celles-ci. D'ailleurs j'ai tort, il n'y auroit pas aſſez de Moulins à *Mont-martre*, pour tant d'*Anes*, & comme dit encore le Proverbe : *Tous les Anes ne ſont pas au Moulin.* Voilà ſept heures qui ſonnent (*il écoute*): c'eſt dans peu l'heure de l'Aſſemblée ; mais Dieu-merci tout eſt prêt, comme pour recevoir bonne Compagnie. Voila de l'encre, des plumes, du papier, une table, des fauteüils, enfin tout l'attirail ordinaire de *Noſſeigneurs Eſculapes*; ainſi, Mr. *St. Jean* pour cette fois, tu ne ſeras pas roſſé.

SCE'-

# SCENE II.

**St. JEAN, CHAT-HUANT, VALÈRE.**

## CHAT-HUANT, (*en habit d'Officier.*)

JE fais plus de bruit ici, où l'on ne me croit pas, que l'Ombre de *Molière* aux champs Elifées. Prenons garde de nous découvrir, ce feroit, ma foi, bien un autre vacarme & qui ne finiroit pas fi agréablement.

## VALÈRE, (*en habit Bourgeois.*)

Les Médecins font noirs, comme Pluton, mais ils ne vous feroient pas fi favorables. De bonne foi, y penfez vous, d'avoir ainfi vivement bleffé, dans leur partie la plus fenfible, des Etres auffi vindicatifs, auffi remplis d'amour propre & d'orgueil? Méprifer les Médecins les plus en vogue, c'eft afficher un vrai mépris pour le Public, qui prendra inévitablement leur défenfe & les aidera à fe vanger. Mon Ami, les mœurs corrompuës font plus refpectables que vous ne penfez. Eh! de quoi Diable vous avifez vous, vous furtout qui fûtes fait pour être Médecin, comme un Homme d'efprit, pour être Géomètre, d'être ainfi le *Don-Quichote* d'un Art, dont vos Confrères ne font qu'un vil métier? de vous facrifier, nouveau *Curtius*, pour le Bien de la Patrie, c'eft-à-dire pour une multitude d'ingrats & d'imbéciles? Vous ne voulez point, dites vous, faire votre cour à la Populace; vous êtes content du Suffrage d'un petit nombre de Philofophes; vous courez après l'encens chimérique de la Poftérité: pour moi j'aimerois mieux déplaire à des Gens que je ne verrai jamais, qu'à des Perfonnes qu'on rencontre tous les jours & dont on a befoin. Votre procès va être fait; mais fans doute la vanité confole de tout.

*Victrix caufa Diis placuit, fed victa Catoni.*

### CHAT-HUANT.

Voilà un Plaidoïer digne de l'impreffion; mais fi vous faviez combien difficilement les Auteurs conviennent de leur tort, vous m'auriez fait grace de cette magnifique harangue. Sans autre réponfe, Mr. Valère trouvera bon que j'aborde ce Balaïeur, pour favoir de lui tout ce qui fe paffe ici. *Bonjour l'ami* (a St. Jean).

### St. JEAN.

*Monfieur*, votre Valet, & celui de tous les Gens du Roi.

### CHAT-HUANT.

Eft-il vrai qu'il doit y avoir aujourd'hui une Affemblée générale de la Faculté?

St.

## St. JEAN.

Oüi, *Monfieur*, nos principaux Matadors vont arriver inceffamment.

## CHAT-HUANT, *(bas à Valère.)*

Inceffamment! Il ne fait pas bon ici. Mais (*à St. Jean*) dis moi, pourquoi s'affemble-t-on? en fais-tu le fujet?

## St. JEAN.

Je ne peux pas trop vous tirer cela au clair, mais en un mot, comme en mille, il faut qu'il y ait en l'air quelque Diablerie.

## VALÈRE.

Le procès des Médecins & des Chirurgiens fe jugeroit il enfin?

## St. JEAN.

*Vère*, vraiment, vla une belle Babiole, cela fait rire tout Paris, mais cela ne nous intéreffe guères. C'eft pis que tout cela. Je ne fai quel certain *Hibou*, ou Chat-huant, a voulu fe gauffer de nous, car je me regarde comme un Membre de la Faculté, *(en fe rengorgeant)*.

## VALÈRE.

Ce Garçon-là ne me paroît pas fot.

A 4       CHA-

## CHAT-HUANT.

Au jargon près, il en fait autant que bien des Docteurs.

## St. JEAN.

On dit que le Compére d'un seul coup a affommé un demi cent de Médecins : mais je crains bien que les pierres qu'il a jettées dans notre jardin, ne lui rendent le nez camus.   Il a révélé tous les fecrets de notre *Sinagogue*, fi bien que, pour parler Chrétien, nos fêtes font furieufement diminuées & nos Patriarches s'en plaignent.

## VALERE.

Qu'eft-ce donc qui caufe tant de remuë-mé-nage dans la Faculté ?

## St. JEAN.

Demandez-vous ce qui fait courir nos Méde-cins, comme les Vaches au Printems ! mais *Oüais*, vela deux Gens qui me paroiffent fort curieux & fort intrigués ; on diroit qu'ils vien-nent de l'autre Monde ; ils ne favent pas un mot d'une Hiftoire publique ! Ne feroit-ce point quelques Efpions de ce Chat-huant ? Et pourquoi n'en auroit il pas, pour fe mettre à couvert, comme nos Mrs. en ont pour le pren-dre ? Au refte ils ont l'air d'honnêtes Gens, & d'honnêtes Gens en peine, il faut les en tirer.

Pour

Pour un Portier d'une Faculté de Médecine, j'ai le cœur tendre & compatiffant; Dieu-merci je n'ai contracté encore aucune dureté dans mon Emploi. Il eft vrai que je ne fuis à ces Mrs., que depuis quelques mois.

## C H A T - H U A N T.

Réponds donc & ne fais pas tant le Docteur ?

## St. J E A N.

Puifque Docteur y a, on dit que ce Chat-huant en eft un, & vela le *Chiendent*.

## V A L È R E.

Docteur de la Faculté !

## St. J E A N.

La Pefte ! non. Il feroit écorché vif, comme une Grenoüille qu'on fricaffe.

## V A L È R E.

Je regarde un Médecin, même le meilleur, s'il ne fait que la Médecine, comme une Machine qui réfonne toujours *Hippocrate*, ou *Galien*, lorfqu'on la frape, & qui ne rend jamais d'autre fon. Un tel Homme eft utile & refpectable dans la Société, parce que c'eft un Oifeau rare qu'un bon Médecin, *Rara avis in terris*. Mais un Médecin joüer les Médecins !

A 5

CHA-

## C H A T - H U A N T.

Les Gens de son métier, ses Confrères, ses propres Confrères! Insulter des Gens qui ont quelquefois l'honneur d'être des Machines! Attaquer la Faculté sur l'ignorance & la Charlatanerie de la plû-part de ses Membres!

### St. J E A N.

Vous croyez rire; mais si vous aviez besoin d'un habit, & qu'on traitât tous les Tailleurs de Fripons, vous seriez bien embarrassé par qui faire prendre votre mesure.

### C H A T - H U A N T,

Est-ce que depuis cette dernière catastrophe, le Public seroit aussi en peine, par qui se fair tâter le pouls?

### St. J E A N.

Jugez en : autant que j'en ai pû attraper comme au travers les choux, faisant gentiment ma petite bésogne, & écoutant nos Messieurs, sans faire semblant de rien, je vois que cet impertinent de Chat-huant leur chante pouille, comme à la place-Maubert; il les traite d'Ignorans, de Charlatans, de Corsaires, de Vauriens, Assassins, Bourreaux, Avares, Fessemathieux &c.

CHA-

## CHAT-HUANT.

Le Traitre ! le Perfide !.. C'eſt ici qu'il va être jugé ; Et les Juges ſont les Médecins ! Ceux-là mêmes qu'on a inſultés !

## Sᴛ. JEAN.

C'eſt l'uſage dans la Faculté.

## VALERE.

L'Evénement en eſt plus ſûr ; mais voilà une nouvelle façon de tenir la Balance ; tout d'un côté, & rien de l'autre : c'eſt pour quelle panche plus vîte & de peur d'ennuïer *Thémis*. Le procès ne ſera pas long.

## CHAT-HUANT.

*Thémis* ſe mêle bien des affaires de la Faculté !

## Sᴛ. JEAN.

Je n'entends rien à votre *théme* ; mais *Palſembleu*, pour tout le revenant bon de dix ans de mon emploi, je ne voudrois pas être à la place de ce Chat-huant, & je me donnerois garde de me laiſſer attraper.

## CHAT-HUANT.

Le Poltron ! Et pourquoi ?

Sᴛ.

## St. J E A N.

J'ai vû pendre un de mes Camarades; la vilaine mine violette & allongée, que le pauvre Diable faifoit, en paffant de ce Siécle en l'autre au travers d'une corde! Tant le chemin du ciel eft étroit! Il y en a qui difent que les Pendus ont du plaifir & qu'ils voïent un Arc-enciel, c'eft aparemment en montant au Paradis. Mais *Ventre-Saint-gris* je n'ai jamais eu envie de tâter de ce plaifir là. J'aime mieux m'allonger avec ma Portière; elle baille la Sarrure, nous boutons la Clé; tant y a que jamais la porte de la Faculté ne refte à ouvrir, quand la fantaifie nous en prend. Mais pour revenir à ce pauvre *Hibou*, je crains bien qu'il ne faffe pas une auffi gentille mine que la mienne, quand je fuis pendu au col de Me. St. Jean.

## C H A T · H U A N T.

Pendu! Pefte ce n'eft pas un jeu!

## St. J E A N.

Si-fait, c'eft un jeu de corde. Vous riez tous deux! Vous avez beau rire! Oüi certes on pendra Chat-huant, fi on peut l'agriper. On entretient pour cela un Exemt dans tous les Païs conquis, & fi on ne péut l'agriper, on pourroit bien le pendre encore; mais cette façon là ne fait pas tant de mal; c'eft *l'effigie*. Je la choifirois à fa place; & fi j'étois à Paris, comme on dit qu'il y eft, tandis qu'à grands
frais

frais on le cherche au bout du Roïaume, ma
foi, je ne ferois point le brave, ou plûtot le fan-
faron ; je déguerpirois grand train ; mais lui
qui eſt *Chinois*, à ce qu'on dit, pourquoi Diable ne reſtoit-il pas a la *Chine ?* Il n'auroit couru aucun riſque en ſon Païs.

## VALÈRE.

Il arrive à ce Garçon là, ce qui arrive à bien
des Gens, de dire des choſes qui ont beaucoup
plus d'eſprit qu'eux ; il fait là de votre Livre la
plus fine critique, ſans le ſavoir.

## CHAT·HUANT.

C'eſt ce qui fait que je ne ſuis pas perſuadé
qu'un bon mot ſoit une bonne fortune, qui
n'arrive qu'à un Homme d'eſprit.   En tout cas
ce ſont de ces bonnes fortunes de hazard, aux
quelles on ne s'attendoit point, & dont on eſt
fort ſurpris.

## St. JEAN.

Adieu, Meſſieurs.   *Il s'en va.*

## VALÈRE.

Quelle Mouche te pique ?

## St. JEAN.

Ce n'eſt plus pour Chat-huant, c'eſt pour moi que j'ai peur ; car . . . . . mais j'ai affaire ailleurs, & je vous laiſſe *Meſſieurs* deviſer tout à votre aiſe. Quand nos Docteurs vont arriver, vous aurez la bonté de faire *Jacques déloge*.

---

# SCENE III.

## VALÈRE, CHAT-HUANT.

## VALÈRE.

SI vous aviez gardé votre ſecret, vous ne ſeriez pas dans la peine que vous avez ; mais être Auteur & ſe taire !

## CHAT-HUANT.

L'Eſprit a ſa coquetterie, comme la Beauté, & comme dit la chanſon, *autant vaudroit n'en point avoir* . . . . On peut comparer les Auteurs à la Coquette d'*Albiciade*; la friponne dit *qu'elle aimeroit mieux être bien moins aimable, & rencontrer quelqu'un qui lui fît compliment.* Nous voilà peints d'après nature.

## VALÈRE.

C'eſt-à-dire que ſuivant votre uſage, vous l'avez dit à l'Univers !

CHA-

## CHAT-HUANT.

Qui eut jamais imaginé des suites auffi fâ-
cheufes, que celles dont on prétend que je
fuis menacé! Mais j'ai, qui pis eft, écrit à deux
Amis.

## VÁLÈRE.

Vous êtes perdu, fi vos Lettres font remi-
fes aux mains de vos Ennemis.

## CHAT-HUANT.

Je ne le faurois croire.... Mais Crifpin ne
vient point m'aporter des nouvelles d'une honnête Famille, que mon éducation a prefque é-
puifée, & qui jadis fi tendre, à la vuë de mes
malheurs, femble aujourd'hui détourner des
yeux dénaturés.

## VALÈRE.

Voilà l'efprit, mon ami; c'eft un feu folet
qui mène au précipice.

## CHAT-HUANT.

Tout le monde ne peut pas l'employer auffi
folidement, qu'un Banquier de la ruë Quinquem-
poix, ou qu'un Fermier Général.

VA-

### VALÈRE.

Qu'un peu de fumée coûte cher à l'amour propre! O heureux cent fois les Sots! Un instinct sûr les conduit toujours au bien-être, par le plus court chemin. Encore si comme *Julien* vous aviez attendu que votre réputation fut faite, pour découvrir des sentimens trop hardis!

### CHAT-HUANT.

Il ne s'agit plus de l'Histoire des noïés, c'est une affaire assoupie.

### VALÈRE.

Et que les Médecins réveilleront.

### CHAT-HUANT.

Tu les crois de grands Fripons.

### VALÉRE.

Ils sont *Machiavelistes* plus que *Machiavel* lui-même; celui-ci dit qu'il faut noïer son ennemi, si la chose peut se passer sans témoins; mais que s'il s'en trouve, la vanité veut qu'on lui sauve la vie, pour en retirer l'honneur immortel d'une belle action; or les yeux de tout Paris sont fixés sur les Médecins.... Cela vous rassure sans doute?

CHA-

## CHAT-HUANT.

Médiocrement.

## VALÈRE.

Que vous connoiſſez mal vos Confrères! Ils vous perdront. . . . Mais voici votre homme.

---

# SCENE IV.

## VALÈRE, CHAT-HUANT, CRISPIN.

## CRISPIN.

Monſieur votre frère & Meſdames vos Sœurs ſont repartis pour la Province avec Me. de . . . .

## CHAT-HUANT.

Dieu ſoit loüé !

## CRISPIN.

Quoiqu'ils vous croïent tous à l'abri des pourſuites de la Faculté, ils ſont la plûpart triſtes & conſternés. S'ils vous ſavoient ici, ils mourroient d'inquiétude, & ils ne vous ont point écrit le voïage qu'ils y devoient faire, peur que vous n'y vinſſiez.

## CHAT-HUANT.

Ils me plaignent tout au plus, & c'eſt tout.

B        VA-

### VALÈRE.

L'Abus de l'efprit indifpofe les meilleurs cœurs, & endurcit les plus tendres.

### CHAT-HUANT.

C'eft donc là, Crifpin, tout ce que tu me raportes.

### CRISPIN.

Hélas! Oüi.

### CHAT-HUANT.

Et point de Lettres de change?

### CRISPIN.

Point de Lettres de change. Mais voulez vous que je vous dife une folie qui me paffe par la tête?

### CHAT-HUANT.

Voïons.

### CRISPIN.

Plus je réflechis fur le procédé de vos Parens, plus ils m'ont l'air de Gens qui vont à confeffe.

### VALÈRE.

Que Diable veut-il nous dire avec fa confeffion?

CRIS-

## CRISPIN.

Cela ne veut pas dire grand'chofe pour Monfieur, mais il n'en eft pas moins vrai qu'on fe damne de donner tout à l'un, & rien aux autres. Quelque Directeur aura timoré la confcience de vos bonnes Gens, je le parierois. Pourquoi auffi n'êtes vous pas Fils de Médecin? Ce malheur ne vous feroit pas arrivé.

## VALÈRE.

Quelqu'avantage, & quelque honneur qu'il y ait à être un Enfant de la Faculté, Père pour Père, & vanité à part, je vous avoüe, que j'aimerois autant avoir un Sous-fermier qu'un Médecin.

## CHAT-HUANT.

Ah! mon cher Valère que j'ai été heureux de trouver des amis, & qu'un feul ami eft au deffus de tous les Parens que le hazard nous donne. Et que je me croirois indigne du jour fi jamais j'avois à me reprocher à votre égard, l'ombre d'ingratitude dont le Médecin *expéditif*, eft coupable.

## VALÈRE.

Ne me parlez point de ce Monftre-là. Il n'auroit jamais gagné fon procès fans les deux-cens mille Livres que je lui ai prêtées; il a été chez moi deux ans comme mon propre Enfant, & pour toute reconnoiffance, il plaide aujourd'hui le plus généreux Bienfaiteur.

B 2

CHA-

## CHAT-HUANT.

Si je n'avois pas des Parens fort à l'aife, vos bontés & celles de tant de Seignenrs & amis me feroient à peine craindre d'être difgracié. Mais qui ne feroit fenfible à la dureté d'une Famille, qui peut nous foulager, de Frères & Sœurs qu'on aime tendrement, comme on en a toujours été aimé? Et quel Père voïant fon Fils prêt à être oprimé par une odieufe Cabale, ne lui tend pas une main fecourable? Hélas ce n'eft pas la faute du mien, & c'eft le plus grand de mes maux! Quoiqu'il vive encore, je puis dire, en foupirant, Eh! qui peut y penfer fans s'attendrir? Je puis dire qu'une Mère tendre eft tout ce qui me refte. Mais aujourd'hui qu'elle a cédé à mon frère un commerce floriffant que j'ai dédaigné, elle n'a plus de fi grands moïens qu'autrefois. Ah! fi ce Père refpectable étoit en état de fentir ma fituation!

## CRISPIN.

Monfieur votre Père! Il reconnoit à peine fes Enfans; & quand on lui parle de fon Docteur, il eft deux heures à s'en rapeller l'idée. Il ne vous connoîtroit peut-être pas, s'il vous voïoit.

## CHAT-HUANT.

Quel état Grands Dieux! Telle eft l'image de la Vieilleffe, & le fort qui nous attend tous. Comme fi ce n'étoit pas affez de mourir par foi même, on meurt encore par fes Proches, par ceux aux quels on eft le plus attaché. La nature

ture qui nous retient à la vie, & n'imagine au delà que chimères, a-t-elle voulu par là nous aprendre à la quitter avec plus de courage, ou moins de violence? Qu'il vive, mon Cher Valère, & que j'essuïe, s'il le faut, toute ma vie la honte de l'adversité. Vous savez tout ce que mon Père a fait pour moi & s'il m'est possible de jamais m'acquiter. Pourquoi n'a-t-il pû donner la même éducation à tous ses Enfans? Leur ame se fut élevée par l'exercice; les plus nobles sentimens s'y fussent mieux enracinés. Si l'éducation est sublime, l'ame l'est aussi. Que sa vie est au-dessus de celle du corps! Et qu'on doit peu à des Parens, qui se contentent de semer un Enfant comme un grain de blé sur un coin de la surface de la terre, sans se mettre en peine de ce qui pourra la fertiliser! Douce habitude de penser & d'écrire, Goût précieux des beaux Arts, qui par moi avez entré dans ma Famille, & qui peut être en sortirez avec moi, ressources inépuisables contre l'ennui, amour de l'étude & de la solitude, ne me quittez jamais! Vous me rappellez du moins l'idée d'un Père à qui je dois les plus grands bienfaits. Je veux m'en pénétrer de plus en plus; Ah! que ne puis-je faire arriver jusqu'à lui des sentimens dont la vivacité va jusqu'à l'entousiasme.

## CRISPIN, *au Parterre.*

On croit que mon Maître est méchant; On le fait plus noir ici qu'un Ramoneur de cheminées; on le croit un chien enragé; rien moins

que tout cela ; c'eſt un bon Diable, que j'aime , parcequ'il a le meilleur petit cœur du
Monde. J'avois envie de lui faire lire quelque Ancien ſur le mépris de la Patrie , car je
m'attends à aller au bout du Monde pour le
moins ; mais non , il faut le conſoler comme il fait
quand je ſuis malade (*à Chat-Huant*) Monſieur
ne pleurez pas , le Bon-homme n'eſt pas encore déniché. On dit que le meilleur Fils ſouhaite la mort de ſon Père une fois par mois.
Celui-ci retrancheroit de ſes années pour aug-
menter celles du Daron. Qu'on diſe à préſent
que c'eſt un mauvais cœur.

## CHAT-HUANT.

Il eſt donc vrai que mon Père ignore ma ſi-
tuation !

## CRISPIN.

Point du tout : on eſt venu à bout de l'inſ-
truire de vôtre Hiſtoire & de tout le tapage que
vous faites.

## CHAT-HUANT.

Il aura été pénetré de mes malheurs !

## CRISPIN.

Point du tout encore ; ferme comme la Con-
chée, & d'un air fort ſérieux, quand il s'eſt
enfin ſouvenu de vous ; Ah ! mon fils le Docteur, a-t-il dit, j'avois toujours bien penſé que
ce Garçon-là me feroit honneur !

V A-

## VALÈRE.

Voilà ces pauvres Pères! Un rien les foutient dès que ce rien apartient à la Vanité, &
que le peu de fentiment qui refte à celui-ci
prouve bien que l'Homme a beau être naturellement tendre, il eft encore plus vain!

## CHAT-HUANT.

Heureux amour propre en effet ? C'eft la
fource de l'efpérance & de toutes les vertus.
Un feul de ces fentimens nous rembourfe tout
avec ufure; c'eft une Egide avec laquelle on fait
face à tout, & on pare à tous les événemens.
(*à Crifpin*) Et mon Frère, Crifpin, tu l'as
vû, tu ne m'en dis rien; penfe-t-il . . . .

## CRISPIN.

Vous avez apris à penfer à toute la Famille.

## VALÈRE.

Son éducation lui coute cher.

## CHAT-HUANT.

Eh bien ! Que dit ce frère tant aimé, en qui
j'avois mis ma confiance & ma tendreffe?

## CRISPIN.

Ce qu'il dit! Il dit qu'il vous voit rire comme un bien-heureux aux dépens des Médecins
fi vous êtes en fûreté comme il le croit.

## CHAT-HUANT.

C'eft tout, & pour de l'argent . . . .

### CRISPIN.

Oh! pour celui-là, Néant à la Requête. Il dit qu'un Médecin n'en a que faire, qu'il porte fa Boutique fur fon dos.

### VALÈRE.

C'eft la Loi du Talion, il ne vous traite pas plus mal que vous avez traité vos Confrères. Peut-être imagine-t-il d'ailleurs que vous êtes Marchand d'eaux ou de pillules comme certains d'entr'eux.

### CRISPIN.

Mon pauvre Maitre, à quoi vous ferviroient des lamentations de Jérémie? Croïez-moi retournés bride, il ne fait pas bon ici. Que vous êtes Fou, pour vous parler avec ma franchife ordinaire! Quoi, c'eft précifément la Semaine du Retour des Bureaux de la Guerre, que vous avés choifie pour revenir à Paris! Mais tandis qu'avec tous ces gros Commis dans le coche, vous joüiffiez tranquillement du plaifir mêlé de vous entendre dire, moitié loüanges & moitié fotifes *incognito*, penfez-vous que toutes les chaifes de pofte qui vous auront vû dans vôtre brillante portière, n'aïent pas eu la charité d'annoncer aux Médecins, votre heureufe arrivée à Paris. On vous y cherche peut-être. Si l'on vous favoit logé à *la Croix de Fer*, ou

ce

ce foir a l'Hôtel de Villeroi, jamais Citadelle
n'eut été fi bien bloquée. De grace encore une
fois, repartez, le plûtôt & le plus vîte,
c'eft le mieux. ..Voulez - vous donc faire mourir une Femme & un Valet qui vous adorent?
De bonne foi, que Diable faites vous ici, où
vous ne pouvez fortir que la nuit avec votre
vifage, & le jour avec celui d'un autre?

## CHAT - HUANT.

Je ne croïois pas avoir de comptes à rendre à Mr. Crifpin.

## CRISPIN.

Je ne le crois pas non plus, mais, pourquoi
venir braver la Faculté même chez elle? Son-
gez-vous bien que vous êtes en Païs ennemi?
Quelle chienne de curiofité, d'écouter aux portes de l'Enfer, quand le Diable n'a qu'à allonger fa griffe pour vous attraper. Mais, Mr.
Valère fouffre & autorife, peut - être une pareille témérité. C'eft lui-même, c'eft fon in-
time ami, qui le jette comme un paquet de
gaudron à la gueule de Crocodilles qui voudroient lui manger l'ame. Par grace, par pitié, mon cher Maître, ne vous perdez pas, vous
voïez à genoux un Homme qui ne s'y met jamais.

## VALÈRE.

Quel Extravagant!

## C R I S P I N.

Si Mr. Chat-huant étoit Garçon, qu'il fut pris & pendu, à la bonne-heure, il n'y auroit pas si grand mal à cela; mais un Homme marié, qui a femme & Enfans! . . . Par bonheur pour les Ennemis du Roi je suis dans le cas, sans cela, il y a long-tems que je me serois fait casser la tête au Service de Sa M. Tr. Chr. mais cette tête là eût couté cher aux Autrichiens.

## C H A T - H U A N T.

Voilà ce qui s'apelle un Brave!

## V A L È R E

Il seroit bien Poltron, s'il l'étoit autant que Muscadin & Sot-encour. L'Histoire est plaisante; le premier au bruit d'un seul coup de canon, eut si grand peur, qu'il leva machinalement les glaces du Carosse où il étoit. . . .

## C H A T - H U A N T.

Grace de l'autre, c'est moi qui la raconte, comme je l'ai vuë. Il est vrai que je ris de souvenir toutes les fois que je me rappelle Sot-encour, Seigneurie qui va bien à Bacoüill, galopant grand train sur un petit Cheval à poil, au premier feu de Fontenoy.

V A-

## VALÈRE.

La valeur des Médecins eſt au lit des Malades. C'eſt-là où ils ont à combattre cette Armée de Corpuſcules, qui ſort en foule comme d'un fleuve empoiſonné.

## CRISPIN.

Sans doute; la Dyſſenterie, la Fièvre maline, le Pourpre, la Gale, la Teigne, les Dartres, le Scorbut, les Ecroüelles, la Peſte, la Rougeole, la petite Vérole & ſa groſſe Camarade enfin, voilà les redoutables Ennemis de la Faculté.

## CHAT-HUANT.

Toutes réfléxions faites, Valère, vôtre conſeil me fait trembler.

## VALÈRE.

Il faut que vous triomphiez de vos propres Ennemis, en plaidant vous-même votre cauſe devant eux, à la faveur de ce déguiſement. Songez que rien n'eſt pis que d'être expatrié, vos Amis vous abandonneront, les Abſens ont toujours tort.

## CRISPIN.

Adieu ces Savans, ces beaux Eſprits! Vous n'aurez plus le plaiſir de leur voir manger le matin, trois petits pains d'un Sol pour toute la journée. Adieu ces Thuilleries, le Palais Roïal, le Luxembourg. Adieu ſur-tout, ô

vous

vous ſuperbes Lanternes du Pont neuf, dont j'aime tant le coup d'œil en hiver, Mais non..... j'ai tort, Paris eſt un Monde, & Cartouche y fut caché vingt ans.

### CHAT-HUANT.

Maraut !

### VALÈRE.

Ce n'eſt qu'un coup de colier qu'il faut tirer ici,

### CRISPIN.

Jetter toute la Faculté à l'eau ! Bagatelle ! Pour qu'on chante *(il chante) Ils ſont chûs dans la Rivière, ah ! qu'ils ſont bien-là.*

### CHAT-HUANT.

Un coup de Colier, cela eſt aiſé à dire, mais Sot qui s'y fie !

### VALÈRE

N'eſt-il pas beau d'aller mettre le feu aux poudres d'un Vaiſſeau qui porte la contagion, ou dont la flamme, ſi on ne coupe les Cables, va immanquablement incendier tout le Port ?

### CHAT-HUANT.

Oüi, cela eſt beau ! Mais il ne faut pas faire ſauter ſa carcaſſe avec celle du Bâtiment.

VA-

## VALÈRE.

Il est aisé de prendre ses mesures.....

## CRISPIN.

Oh! oüi, vous vous adressez là à un Homme aussi heureux que prudent, & grace à sa vivacité, soïez sûr qu'il prendra si bien ses mesures qu'il sautera. Hélas mon pauvre Maître, est-il possible . . . . c'étoit un si bon Garçon. . . . .

## CHAT-HUANT.

Attends que je sois mort pour faire mon Oraison funebre.

## CRISPIN.

Autant vaut: je vous vois déjà faire en l'air des cabrioles, & retomber par quartiers éparpillés. Quelle capilotade de bras & de jambes! Ah! mon pauvre Maître, j'en pleure comme un Veau (*il pleure ridiculement*).

## VALÈRE, *à Chat-huant.*

Quoi? tu as peur en Officier avec une moustache! Toi, qui n'as pas plus fréquenté les Ecoles de Médecine, que celles de Philosophie! Et puis, Qui Diable prendroit cette figure-là pour celle d'un Médecin? Ce n'est pas savoir tirer parti de la Nature, qui vous a, je vous jure, plus que suffisamment déguisé.

CHA-

## CHAT-HUANT.

Tu en reviens toujours à ma phifionomie ;
elle ne fe refond pas plus que le tempérament.
Eft-ce ma faute à moi, fi naturellement gai ,
j'ai l'air de bonne humeur, cela doit être, ou
toutes les Règles de la Phifionomie font fauffes.
Eh, bien! qu'y faire? Si j'ai le malheur d'être
Médecin fans être grave, d'autres ont le bonheur d'être graves fans être Médecins.

## VALÈRE.

Médecin, fans être grave! Quel conte! quelle Chimère! Mon ami , vous aurez beau dire
& faire le Public n'en croira rien.

## CHAT-HUANT.

Le Public eft un Sot.  Dynamas l'a dit; c'eft
un impertinent, mais il a raifon.  Enfin Valère, il n'y a qu'heur & malheur en ce Monde,
je me rends, il faut vouloir tout ce que tu veux
Ajuftes tout à ta fantaifie.

## VALÈRE.

Cela vaut fait, Adieu ; je vais de ce pas
chez le Doyen, qui eft mon Parent & mon A-
mi, Homme fimple d'ailleurs, à qui je ferai
croire tout ce que je voudrai.  Laiffes-moi faire, ne crains rien; tout s'arrangera à merveil-
le, & je te réponds du fuccès.  En attendant
fonges bien à ton Perfonnage.  Imites le Docteur Manège; il préparoit le matin les beaux

mots

mots du jour. Du courage, de la prudence, de l'efprit, voilà ton Rôle en trois mots.

---

## SCÈNE V.

### CHAT-HUANT, CRISPIN.

### CHAT-HUANT.

CRifpin, cela fera fort plaifant, je veux que tu en fois.

### CRISPIN.

Pour en revenir avec une oreille de moins comme Malcus. Je fuis vôtre très-humble Valet.

### CHAT-HUANT.

Tu n'es pas Sot, tu aiguiferas la Scène par tes bons mots. Il faut un Valet dans une Comédie, & toute l'Affemblée des Médecins en eft une.

### CRISPIN.

Vous, fauterez, mon cher Seigneur.

### CHAT-HUANT.

Ne crains rien; les grands Hommes ont un Génie qui veille pour eux.

CRIS-

## CRISPIN.

Mon Maître a bonne opinion de fa petite Perfonne ; je fuis furpris qu'il n'ait pas fait fortune.    On ne dira pas *tel Maître*, *tel Valet*, car je fuis modefte moi, & beaucoup trop pour le Valet d'un Médecin.    Je n'ai pas le verbe affez haut : il faut que j'en impofe aux autres Valets par un ton important.    Mais voici St. Jean.    La peur me prend à l'afpect d'un Portier de la Faculté.    Allons ferme Crifpin : Vois les Soldats marcher fièrement à l'Ennemi. Quand on eft attaché à fon Maître il faut bien courir les mêmes hazards.

## CHAT-HUANT, *voïant revenir Valère.*

J'aperçois auffi Valère ! J'augure bien d'un fi prompt retour ; on fe fera mocqué, de lui. Auffi quelle folie ! Et dans quelle dangereufe farce j'allois m'engager !

SCE-

## SCENE VI.

### CHAT-HUANT, VALÈRE, CRISPIN, St. JEAN.

### CHAT-HUANT, *à St. Jean.*

PErsonne ne vient encore?

### St. JEAN.

Pas encore, mais cela ne tardera pas. Qui Diable a déjà dérangé mes fauteüils? *(il les remet en place.)*

### VALÈRE.

La chose est conclüe, & vous allez être de l'Assemblée.

### CHAT-HUANT.

Sérieusement! Vous plaisantés, on vous aura ri au nez. Qui Diable peut-être assez Dupe pour donner dans un piége aussi grossier!

### VALÈRE.

Le Doyen; il m'a dit que la Faculté passoit pour être beaucoup plus injuste & plus noire qu'elle n'est en effet. Bref, c'est une affaire faite, & le Bon-Homme a donné dans le panneau. Il est fermement convaincu que vous arrivés

C

de

de la *Chine*, exprès pour plaider la caufe de Chat-huant. Il a voûlu favoir les raifons de l'intérêt que vous prenés au gain de fon procès; je lui ai répondu que la chofe étoit toute fimple; que Chat-huant étoit votre Coufin Germain, & que la Famille vous avoit député, comme un habile Avocat, auffi rempli de zèle que de lumières, pour l'empêcher d'être dès-honorée; car on eft fi Sot dans ces Païs-là, qu'on vous croiroit flétri, fi votre Livre étoit feulement brûlé. Le bon Doyen a répondu feulement à toute cette Fable, que vous aviez-là un vilain Parent.

## CHAT-HUANT.

A quoi tu m'expofes!

## CRISPIN.

Les cheveux m'en dreffent à la tête.

## VALÈRE.

Quelle injuftice auffi à vous, de croire que les Médecins vous condamnent fans vous entendre. Ils font trop Honnêtes-Gens, pour être Juges & Parties. Tenés vous ferme feulement, & de l'efprit fur-tout. Préparez vos faillies, vos impromptus, à l'exemple du Médecin dont je vous ai parlé. Raillez, plaifantés, tirés-moi à cartouche fur la lugubre Cohorte, c'eft-à-dire, que la plus forte raifon perce l'écorce de vos folies. Il ne s'agit point ici d'un Plaidoïer férieux; cela feroit croire,

que

que vous avés eu befoin de vous juftifier. Que tous nos Docteurs foient moqués. . . . .

### CRISPIN.

Honnis, bernés, méprifés, bafoüés, confpués. . . . .

### VALÈRE.

C'eft la feule façon de combattre de tels Ennemis.

### CHAT-HUANT, *rêveur.*

Encore une fois tu n'y penfes pas, & moi je tremble! Plaider ma propre caufe fous un mafque qui peut tomber, & devant qui? Devant un Sénat terrible!

### CRISPIN.

Devant des Médecins qui font comme des Poffédés!

### VALÈRE, *ironiquement.*

Pas fi terribles! Il n'y aura que les Médecins que vous avés attaqués, & vous en attaqués fi peu, & de fi peu de crédit! De plus, quelques-uns de ceux que vous avés honorés d'un filence, qui n'a pas toujours été interprété en bonne part; à moins que les Morts, dont vous n'avés pas négligé de flétrir la mémoire, ne fe donnent auffi la peine de revenir de l'autre Monde exprés pour fe venger; & à dire vrai, je ne ſerois pas ſurpris qu'il en vînt encore quelques-uns de ceux-là.

## CRISPIN.

Miſéricorde! Quelle foire de Médecins! O pour le coup j'y renonce! J'ai beau prier; Attendriſſons-nous ſur le Sort de mon Maître, je me vois à la veille d'en prendre un autre: Oüi cela me fend le cœur; car je n'ai jamais ſervi de ces riches Commis au cœur de bronze, qui, en me voïant, ne ſe ſouviennent plus d'avoir été mes Confréres. Je ſuis bon Prince; j'ai l'ame tendre comme une Fille de l'Opéra: mais enfin, il faut bien qu'une Veuve ſe remarie, quand elle ne peut s'en paſſer. Mon pauvre Maître! C'eſt pourtant dommage, quand j'y ſonge! il a mal parlé de Mr. *Biſtouri*. Si cet Anatomiſte eſt de l'Aſſemblée, il eſt Homme à lui preſſer le ſifflet.

## CHAT-HUANT.

Brave, ou Poltron, tu ſeras de la Partie.

## CRISPIN.

D'une Partie, où les Morts reviennent! Parbleu, non! Avec mes Camarades je ſuis *un Maréchal de Saxe*, ou *un Céſar*; je ne crains point les Vivans, j'aime la chair & les os; mais je meurs de peur, quand je vois des Eſprits.

V A-

## V A L È R E.

En vois-tu souvent?

## C R I S P I N.

Pas si souvent que des Sots.   Mais comment
Diable, je ne suppofois pas tant de vertu aux
Médecins; je croïois bien qu'ils avoient le pouvoir d'envoïer les Gens dans l'autre Monde,
mais je n'imaginois pas qu'ils euffent celui d'en
faire revenir. C'eft avoir droit de vie & de mort.

## V A L È R E.

Tu ne connois pas toute la Puiffance de la
Faculté.   Sais-tu bien, toi qui tranches ici du
beau Raifonneur, qu'elle te feroit mettre à Bi-
cêtre ?....

## C R I S P I N.

Tant mieux, c'eft-là où *Sigogne* m'a dit a-
voir découvert les Secrèts, qui ont fait fa fortune.   Il y fut emploïé à broyer du Quinqui-
na; il fortit enfin, vanta fes Découvertes, Le
Tanneur le Soldat aux Gardes, en fut crû fur
fa parole, & le Médecin du Roi le dernier
mort, en reconnoiffance de ce que notre Homme prenoit toujours vivement fon Parti, envoïa
un Homme lettré à Rheims, qui fe fît recevoir
Docteur en Médecine fous le nom de *Sigogne.*
Que ne fuis-je nourri aux dépens du Roi avec
de pareilles efpérances! .... Mais, plaifante-
rie à part, de quel droit je vous prie? ......

### VALÈRE.

Ofes feulement donner le nom de Charlatan au plus ignorant de fes Membres!

### CRISPIN.

Au plus ignorant! Je ne lui ferois pas cet honneur là; je le garderois pour le plus habile.... Mais à propos de vos Morts qui doivent revenir: Comment pourroient-ils favoir, que mon Maître a remué leurs cendres?

### CHAT-HUANT, *regardant Valère.*

Le Butord ne fait pas que la pofte part tous les jours pour l'autre Moude!

### CRISPIN.

Quoi? la Pofte va à tous les Diables!

### CHAT-HUANT.

Oüi, celle de la Faculté.

### VALÈRE.

Ignorant! Le Valet d'un Médecin ne fait pas cela!

### CRISPIN.

Les jeunes Médecins ont fi peu de Dépêches à faire, qu'un Domeftique n'y prend pas garde. Mais à propos du Diable; il eft bien Sot

de

de rendre des Gens, qui peuvent le purger gratis de ses humeurs diaboliques.

### VALÈRE.

Cerveau bouché! As-tu quelquefois entendu parler du négoce des Nègres?

### CRISPIN.

Si j'en ai entendu parler! J'ai fait deux voïages de Guinée, & c'est moi, qui avois soin de ces noirs Animaux, quand nous fûmes en dernier lieu, les vendre en Amérique.

### VALÈRE.

Eh bien! ce commerce ressemble à celui qui se fait entre Pluton & la Faculté, & chacun y trouve également son compte.

### CRISPIN.

J'entends, & je crois bien que le Diable n'y perd pas.

### VALÈRE.

Les Médecins sont généreux; ils donnent quelquefois cent pour un.

### CHAT-HUANT.

Mais, moi, Valère, qui suis un Rieur de profession; moi, qui pense que si les Hommes ne veulent point être sifflés, ils doivent éviter les Sotises & les Ridicules; comment ferai-je,



pour

pour ne pas rire au néz de toutes ces Gravités comiques?

### V A L È R E.

On ne rit point en donnant des Croquignoles.

### C R I S P I N.

Le beau plaifir, pour s'expofer au danger d'être pincé! Et puis, quand mon Maître fera découvert, & bien tôt entouré d'Alguafils, fe tournant tendrement vers moi; il dira, *ah! mon cher Crifpin! Si je t'avois crû plûtot que mon téméraire ami! Qu'allois-je faire dans cette Galère?* Mr. Chat-huant, fi j'étois en votre place, faﬁvés vous ce que je ferois?

### C H A T - H U A N T.

Non,

### C R I S P I N.

Je m'en retournerois au *Sas de Gand*, ou plutôt à *Middelbourg*, puifqu'au *Sas*, on vous a fait l'honneur de vous prendre pour un Efpion, ou. . . . . .

### C H A T - H U A N T.

Eh bien! Quoi? Quelle folie te paffe par la tête?

C R I S-

### CRISPIN.

Ou leur brûler la barbe à tous. Si c'étoit moi, je m'en irois donc bravement à la Houzarde, en tapinois, un bon petit piſtolet à la main, griller la barbe de la Faculté.

### CHAT-HUANT.

Que t'a fait la barbe des Médecins?

### CRISPIN.

Pas plus qu'à vous : mais j'aime à ſuivre de brillans éxemples, & je veux à mon tour dèsabuſer le Public.

### VALÈRE.

Tant on a raiſon de dire : *tel Maître, tel Valet!*

### CRISPIN.

La Science du Médecin n'eſt-elle pas dans ſa barbe?

### CHAT-HUANT.

Souvent.

### CRISPIN.

Parconſéquent plus de barbe, plus de ſcience. Ai-je tort?

C 5

VA-

### VALÈRE.

La conféquence eft jufte.

### CRISPIN.

Savez-vous pourquoi je raifonne toujours fi bien? C'eft que je n'ai pas étudié!

### VALÈRE, *à Chat-Huant.*

Sais-tu, mon ami, à quoi je penfe, en voïant ce Drôle-là?

### CHAT-HUANT.

Qu'il n'eft pas fi Sot, qu'il en a la mine.

### VALÈRE.

Je penfe que cela feroit un excéllent Médecin. Le Coquin eft effronté; il a du babil, il perfuaderoit.

### CHAT-HUANT.

Un Valet, Médecin?

### VALÈRE.

Grefillon a bien fait agréger le fien à la Faculté!

### CHAT-HUANT.

Il eft vrai que c'eft une Arche, où tous les Animaux entrent pour de l'argent.

CRIS-

### CRISPIN.

Sans suffisance, j'ai assez d'esprit pour tromper, & faire le Docteur tout aussi-bien qu'un autre: mais, mon cher Maître, j'aime mieux vous servir que le Public, mon salut y est attaché; vous n'avés rien, & enfin je suis sûr d'être Honnête-Homme avec vous. Quand vous me prîtes si librement, sans me connoître, peu de tems après avoir été volé par mon Compatriote La Fleur; voici aparemment, dis-je, en moi-même un Homme qui n'a pas peur des Voleurs. Mais en Médecine, il y a tant d'occasions, de friponner, que je ne suis pas surpris qu'il y ait tant de .... chut .... taisons nous par politique, si ce n'est pas par respect.

### VALÈRE, *{ à Chat-Huant qui a un tas de papiers à moitié sortis de sa poche.*

Qu'est-ce que tous ces papiers? On te prendroit pour un Procureur.

### CRISPIN.

Quelle capture vont faire tous nos Maltotiers d'*Esculape*! Toute la succession de *Machiavel*! & des Chats-huans, six Parties semblables à la première! Quelle récolte! Et pourquoi s'exposer à en priver de pauvres Héritiers?

V A-

## V A L È R E.

Ils en feroient bien plus riches!

## C R I S P I N.

Mon Maître peut dire: *Omnia me-cum porto.* Mais que d'efprit brûlé! Et quel feu grégeois la Faculté va faire! Et puis adieu toute notre reffource! Adieu mes gages, car j'en ai grand' peur, tout ceci finira par une Banqueroute do-meftique. Il faut avoüer, quand je penfe à tou-tes ces Brochures, dont nous avons inondé l'Armée, qu'elles font bien mauvaifes, ou que votre Libraire eft Honnête Homme comme les autres.

## C H A T-H U A N T.

Les Malades ne païent point.

## C R I S P I N.

Laiffés les mourir. On n'auroit pas un Suif-fe fans argent, & tout eft plein de Gens, qui fe font médicamenter *gratis.*

## V A L È R E.

Quelle extravagance aux Pères & Mères de donner à leurs Enfans une Profeffion fi fort au-deffus des Efprits ordinaires, & où le plus grand mérite a befoin de politique, pour arriver à la Fortune! Paris eft pavé de Médecins qui ne font rien, & qui euffent réüffi dans un Magafin,

ou

ou dans un Bureau; fuivant la réfléxion du *Spectateur Anglois.*

### CRISPIN.

Il eſt vrai que Mr. Chat-huant eſt féc comme Nord-Eſt, le tout pour n'avoir pas daigné être le prémier Marchand de ſa Ville. Le voilà à Paris, défraïé, par qui? Par Mr. Valère. Il n'a pas un patard, que des mains de ſon Ami. Si je ne vous ſavois pas Médecin, mon pauvre Maître, ma foi, je ne vous prendrois pas pour un Officier déguiſé.

### VALÈRE.

Il vous prendroit pour un Lieutenant de Milice, voilà ce qu'il veut dire.

### CHAT-HUANT.

C'eſt un impertinent. Ne nous broüillons pas Valère avec le Corps de Mrs. les Officiers. A la Chine, ils ſont fort ignorans dans leur propre métier, fort ennuïeux, fort importans dans la converſation, braves d'ailleurs. Mais en France, je ne dis pas cela; j'ai bien d'aſſez d'Ennemis.

### VALERE.

Pas tant: les beaux Eſprits, les Dévots, les Médecins & leurs Malades, rien que cela.

CRIS-

## CRISPIN.

Bagatelle ! Nous ferons tête à l'orage.   Mais
voici un Vivant de ma connoiffance qui vient
annoncer l'arrivée de fon Maître, c'eft Mr.
Pafquin , Laquais du Doyen.

---

# SCENE VII.

## CHAT-HUANT, VALÈRE, PASQUIN, Sᴛ. JEAN.

## VALÈRE.

SUrement. . . . Oüi, c'eft la Faculté qui
vient !

## CHAT-HUANT.

St. Jean, vois tu quelque chofe ?

## Sᴛ. JEAN.

Oüi, L'Avant-Coureur.

## PASQUIN.

Mr. m'envoïe voir fi tout eft prêt.

## CHAT-HUANT.

Ces Meffieurs vont ils arriver dans le moment ?

PAS-

### P A S Q U I N.

Dans le moment.  Je vois déjà du noir de
loin.

### C H A T - H U A N T.

Ne feroit-ce pas déjà quelqu'un de nos Ac-
teurs?

### P A S Q U I N.

Je croi les voir tous venir.

### St. J E A N.

Certainement ce font eux-mêmes.

### C H A T - H U A N T.

Je tremble à la vuë de l'Ennemi, moi qui é-
tois fi brave il n'y a qu'un moment.

### V A L È R E.
Tu n'es pas le feul.

### C H A T - H U A N T.

Le Diable m'emporte, fi je refte; *adieu bon
foir.*

### V A L È R E.

Non ne crains rien, le Diable ne te devine-
roit pas.

C H A-

## CHAT-HUANT.

Je ne le puis, je suis votre Valet, les plus courtes folies sont les meilleures ( *il chante en s'en allant.*

*Voici les Docteurs qui viennent,*
*Amis sauvons nous,*
*Ils me suivroient jusqu'à Vienne,*
*Ils brûleroient mon Antienne,*
*Et moi itou . . bis.*

## VALÈRE.

Ne faut-il pas encore courir après cet écervelé , pour lui faire entendre raison ( *ils s'en vont tous deux.*)

---

# SCENE VIII.

## PASQUIN, St. JEAN.

## PASQUIN.

CE n'est rien, personne ne vient.

## St. JEAN.

Ce n'est pas d'aujourd'hui que tu as la berlue, mais tu as fait grande peur à ces Grivois-là; l'Officier n'a pas demandé son reste ; comme Diable il est décampé! Mais, *oüais*, qui peut-ce être. Ma foi si c'étoit Chat-huant qui eut
voulu

voulu écouter aux portes ; il a parbleu bien fait de changer d'avis ; il lui en auroit cui : mais toi, Monsr. Pasquin viens chez la Voisine un moment nous éclaircir la visière, avec un coup de Rogome ; nous verrons passer la Faculté, & tu ne risques rien.

## PASQUIN.

Allons, viens, c'est moi qui traite ; je suis plus généreux que mon Maître.

# ACTE II.

## SCÈNE I.

### SOMNAMBULE.

PErsonne n'est encore venu ; asseïons nous, & dormons en attendant les autres. Je n'en puis plus. Comment ! la multitude de Malades la plus fatigante ne peut elle me rassasier ? On ne finit point ; Monsieur *le Duc par-ci*, Madame *la Duchesse par-là* ; toujours en l'air ! Du repos ! Ma foi, oüi, ni jour, ni nuit ! Quel chien de métier que d'être Valet d'Esculape ! Mais, l'argent nous soutient, c'est le baume universel de toutes nos plaïes : il n'y a que celles que ce maudit Chat-huant nous a faites, qui soient peut-être incurables. C'est cependant ce qu'il faudra voir . . . . (*il ronfle.*)

D

SCE-

## SCÈNE II.

### SAVANTASSE.

AH! Voilà déjà Somnambule; il eſt facile
de deviner quand il eſt arrivé; on l'entend de loin; l'heureux Mortel! Comme il ronfle! Il dort par-tout! Ce qu'il y a de ſingulier,
c'eſt que lorſqu'on l'éveillera, il réſumera parfaitement, tout ce qui aura été dit. La raiſon
de ce Phénomène paroît d'abord ſurprenante;
mais elle eſt toute ſimple. Les Aveugles ont
les facultés de l'eſprit, plus capables d'attention, que ceux qui ne le ſont pas: or il eſt évi-
dent qu'un Homme qui dort, n'y voit goute.
Mais, voici notre Bon-Homme Doyen, avec
toute la Séquelle.

## SCÈNE V.

BOUDINAU, SAVANTASSE, SOM-
NAMBULE, JAUNISSE, VAR-
DAUX, GRESILLON, SOT-
ENCOUR, LA TULIPE,
DON QUICHOTE, BA-
VAROISE.

### BOUDINAU (*à part.*)

MR. l'Avocat n'eft pas encore arrivé, tant pis pour lui; jugeons toujours fa Partie. (*à fes Confrères*) Prenez place, Meffieurs; con-damnons le Faux‑frère à la pluralité des voix. Commencés Savantaffe.

### SAVANTASSE.

C'eft à Somnambule à parler le premier.

### BOUDINAU.

Il eft vrai; on ne doit jamais confondre les rangs; c'eft une des principales attentions d'un bon *Facultatifte*; il faut l'éveiller. Il feroit fu-rieux, qu'on l'eut laiffé dormir trop long‑tems: mais cela n'eft pas facile. *Tirés lui l'oreille.*

### SAVANTASSE (*lui tirant l'oreille.*)

Il ne fent rien.

### BOUDINAU.

Le bout du néz.

### SAVANTASSE.

Il est offifié.

### BOUDINAU.

Frapez fort dans le creux de la main.

### SAVANTASSE.

*Paf* . . . . Pas pour un Diable. Il a tant ramé, que sa main n'est qu'un *Calus*; mais son aviron étoit d'argent.

### BOUDINAU.

Attendez . . . . j'imagine un moïen plus éfficace; c'est un Son, qui fut toujours à l'uniffon de l'ouïe d'un Praticien : vous allez voir; il va s'éveiller dans l'inftant . . . . (*à l'oreille à demi-voix.*) Malade Malade. . . . .

### SOMNAMBULE (*s'éveillant*).

Eft-il bien Malade ?

### BOUDINAU.

A l'extrémité !

### SOMNAMBULE (*fe levant.*)

Ma canne, mon chapeau; vîte, partons.

BOU-

### BOUDINAU.

Un moment.

### SOMNAMBULE.

Ai-je le tems ? Ce Malade eſt peut-être Homme à décamper ſans ma viſite, & il faut que tout Paris me païe un tribut. Tous nos petits *Théoriciens* ont beau dire, que je n'ai qu'une vieille routine (*il chante, en s'en allant, ces deux vers de l'Opéra d'Iſis.*

> *Il faut paſſer tôt ou tard,*
> *Il faut paſſer dans ma Barque.*

### SAVANTASSE.

Votre avis, du moins. . . . .

### SOMNAMBULE.

A l'ordinaire, comme tout le Monde. Adieu ; au revoir.

### SAVANTASSE.

Vous croïés lui joüer un tour de Page, & point du tout.

### BOUDINAU.

Entrons en matière. A vous Mr. Jauniſſe.

## S C È N E  IV.

**BOUDINAU, SAVANTASSE, JAU-
NISSE, VARDAUX, GRESIL-
LON, SOT-ENCOUR, LA
TULIPE, DON QUICHO-
TE, BAVAROISE, BI-
STOURI.**

### JAUNISSE, (*doucement.*)

LA première fois qu'une Coquette confulte
fon miroir; après une de ces petites vé-
roles, que nous appellons difcrettes ou con-
fluentes.

### B A V A R O I S E.

Le fot Homme avec fes termes de l'Art.

### J A U N I S S E.

Non, Meffieurs, je ne crois pas que cette
Coquette, foit fi dés-agréablement frapée, que
je le fuis à l'afpect des bleffures honteufes, que
Chat-huant m'a faites. Tenés, Meffieurs,
vojés . . . .

### V A R D A U X.

Voilà un gros écu de fix francs, va te faire
pancer.

JAU-

### JAUNISSE, *(ramaffant l'écu.)*

Railler, fiffler, berner, confpuér un ancien Profeffeur de la feconde Univerfité de France, contre le droit des Gens! contre les Loix de la Société! Et la République n'y mettroit pas ordre! Faire faire à un Docteur grave, autant de culbutes, qu'à *Cormorand*! J'en ai tout le poignet meurtri. Je fai la portée de tout, Meffieurs, c'eft un bon procès criminel, qu'il faut faire à l'infolent. Quel crime en effet plus grand que de manquer ainfi de refpect, à d'auffi pitoïables phyfionomies. J'étois prêt de demander mon congé à la Cour pour la feconde fois : car je regrétte mes Pénates, & la pipe paternelle.

### V A R D A U X.

Que ne vas - tu fumer chez toi ; on t'a déjà ouvert les grands chemins.

### J A U N I S S E.

Je refte, fi l'on me rend juftice. Soutenésmoi, Illuftre Grefillon, foutenés-moi de votre puiffant crédit ; fans vous que feroit devenüe la plus forte colonne de notre *Triumvirat* ? Ce pauvre *Labrufca.*

### GRESILLON *(d'un air important.)*

Hélas! C'eft une pauvre plante qui s'élève, comme vous voïés, fur un tronc bien defféché. Ce font les bonnes fortunes qui m'ont épuifées ; je crois, Dieu me pardonne, qu'entre feu Ma-



nè-

nège & moi, nous avons eu toutes les Femmes de la Cour; encore faut-il compter la qualité dit notre ami Maître *Jean la Fontaine*.

### BOUDINAU.

Il est bien question de bonnes fortunes; c'est de mauvaises, & de très mauvaises, dont il s'agit.

### GRESILLON.

Je ne le sai vraiment que trop, quoi-que je n'aïe pas été si blessé que Jaunisse. Mon portrait m'a fait une si grande révolution, que j'ai eu consécutivement deux maladies terribles, l'Apopléxie & la Paralisie, pour lesquelles j'ai été prendre les Eaux.

### SOT-ENCOUR.

Quelles eaux?

### GRESILLON.

Ignorant! Non, Messieurs, je n'ai pas la force de parler, je sens sous moi plier mes deux genoux.

### SAVANTASSE.

Ce font des espèces de vers: mais, comme vous les récités!

GRE-

### GRESILLON.

Ma fureur est d'en dire, quoi-que je les récite mal; mais un Médecin n'est pas obligé d'avoir du goût. Il y en a si peu dans nos ordonnances . . . .

### BOUDINAU.

Au fait; que décidés vous du Livre de Chat-huant?

### GRESILLON.

J'y suis attaqué, c'est assez pour qu'il mérite d'être brûlé en pleines écoles. Rire au néz d'un Homme, tel que moi! Moi, qui ris au néz de *Descartes*, de *Boërhave*! Moi, qui ai éclipsé *Sydenham* . . . .

### LA TULIPE (*d'un air sourd.*)

On n'auroit jamais fini d'écouter tous ces importans Personnages. C'est à mon tour de parler. Mon avis est, que Chat-huant soit brûlé lui-même pour avoir calomnié, non seulement moi, mais ma Bibliotéque! Qu'il sache que si je ne suis pas utile à l'Art par moi-même, je le suis du moins par mes Livres. Ne lui en déplaise, j'en ai plus, je dis des Livres de la Profession, que le Roi même, & je les prête plus volontiers aux jeunes Etudians que son Bibliotécaire.

### BOUDINAU.

Je le crois.

D 5

LA

## LA TULIPE.

D'ailleurs vous favés, Meſſieurs, ſi je vous ai jamais été ſuſpect d'aucune prévention en Médecine. C'eſt un champ immenſe, où je vous vois glaner à peine, à la ſueur de votre front, & où il n'a tenu qu'à moi de recueillir l'ample moiſſon de Somnambule, & d'étouffer en quelque ſorte *Croquignole.* Pour faire fortune en Médecine, j'étois trop honnête-Homme; il faut tromper ou mourir de faim. Nôtre ancien Confrère *Guy-Patin,* l'a dit ; & j'ai toujours penſé avec *Michel Montagne* que les mauvais moïens qu'on prend pour réüſſir, prouvent bien que la fin n'en vaut guères. Vous voïés, que m'étant toujours fort peu ſoucié de la Médecine, que j'étudie cependant, comme toutes les autres Sciences curieuſes, ſuivant le caprice & l'inconſtance naturelle de mon eſprit; vous voïés, dis-je, que je ne devois pas entrer dans le Plan de Satire & de jalouſie de l'Auteur en queſtion. Que Sot-encour & ſes Pareils en ſoient l'objet ; à la bonne heure.

## SOT-ENCOUR.

Dieu vous le rende.

## LA TULIPE.

Si vous aviés eu à faire à *Cathérine de Médicis,* vous n'auriés pas été ſeulement aſſommé par les Poëtes, vous auriés été pendu rééllement.

## SOT-EN-COUR.

On dit, il eſt vrai, que cette *Catherine* là
étoit une Maîtreſſe Femme.

## DON QUICHOTE { *tirant une é-pée, de deſſous ſa robe.*

A moi, à moi, tous les Ex - Mouſquetaires
du Corps, Flamberges au vent ; vangeons la
Faculté ; vangeons les Mânes d'un digne Beau-
Père ; mon honneur en dépend ; tombons ſur
Chat-huant à bras racourcis, comme je tombai
hier à coup de canne ſur les larges épaules d'un
gros Confrère, que par reſpect je ne veux pas
nommer.

## BOUDINAU.

Y penſez - vous Don Quichote ? rengainés.
Tirer l'épée dans une Aſſemblée de Médecins !
Il faut avoir le ſang bien fougueux & les Eſ-
prits animaux bien effarouchés ! Quelle extra-
vagance ! Je ne ſuis pas ſurpris que tout le
Monde éclate de rire. Il y a de quoi rendre
Comiques & ridicules des Gravités bien plus
graves que les nôtres.

## DON QUICHOTE.

Pardonnés, cher Papa, à la trop juſte fureur, qui m'emporte ; je ſens que j'ai tort à
préſent que je ſuis de ſang froid. C'eſt des
plumes, & non des épées, des Ecrivains, &
non des Bréteurs. Que dis - je, hélas ! Des
Bar-

Barbouilleurs nous fuffiroient.　Ah! Cher Bavaroife, Ah! Frère, auriés-vous des Malades?

## B A V A R O I S E.

Oüi, à l'Opéra; mais cela fe guérit dans les
Coulifſes.

DON　QUICHOTE { *déclamant comme*
*petit Jean, dans*
*les Plaideurs.*

C'eſt à vous de nous feconder. Si vous gar-
dés le filence; fi on n'entend point un Orateur,
tel que vous; Quel Membre de la Faculté ôfe-
ra élever fa gémiſſante voix? Oüi, Confrère
quelque grotefque que vous paroiſſiés, quand
je vous vois, je crois voir l'Eloquence en perfonne; car au défaut de la figure, vous avez
toutes celles de la Rhétorique.

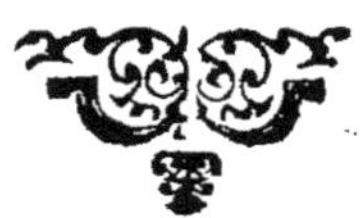

SCE-

## SCÈNE V.

BOUDINAU, SAVANTASSE. JAU-
NISSE, VARDAUX, GRESIL-
LON, SOT-ENCOUR, LA
TULIPE, DON QUICHO-
TE, BAVAROISE, St.
JEAN.

### St. JEAN.

ON demande Mr. de Sot-encour, pour
un Malade, qui eſt très-mal.

### SOT-ENCOUR.

Qu'il attende que la Partie ſoit finie.

### BOUDINAU.

Il nous prend pour des joüeurs, ce papier
pour des Cartes, & cette table pour un tapis
verd. Les joüeurs rêvent jeu, tout éveillés.

### SOT-ENCOUR.

Ce n'eſt rien que cette diſtraction là : en voici de plus conſidérables, qui me ſont arrivées
dans un Hôpital. Le Garçon qui ſuit la viſite,
s'amuſoit à cauſer, quand j'ordonnois ; ſoïés au
jeu, lui dis-je. Un autre jour, occupé d'un
*Quinze*, que j'avois perdu en ſecond, comme
il avoit été queſtion d'Emétique & que le Garçon

çon me demandoit combien de grains, je lui répondis *Quinze*. Le *Tartre Stibié* fit mourir le Malade. Comme notre pauvre esprit est sujet à s'égarer !

### SAVANTASSE.

Parlés du vôtre.

### SOT-ENCOUR.

Non, la distraction est le vice des plus Grands Hommes. Un jour notre Législateur, notre Maître à tous ; *Hautsourcil* ne se mît-il pas à marmoter entre ses dents, au lit d'un Malade : *les Actions baissent.*

### SAVANTASSE.

Si le mal empiroit.

### SOT-ENCOUR.

Non, il ne s'agissoit que des *Actions de la Compagnie des Indes*; le Médecin étoit sensible à la perte qu'il faisoit, & la Famille qui imaginoit toute autre chose, jettoit des cris épouvantables.

### St. JEAN.

On envoïe dire à Mr. Milon de ne point se donner la peine d'aller voir le Père Principal, attendu qu'il est mort.

S A-

## SAVANTASSE.

J'en suis fâché, mais il peut se vanter, d'être mort par le plus brillant Siftême.

## St. JEAN.

Voici encore une Lettre pour Mr. Vardaux.

## VARDAUX, (*lit.*)

Ce Marchand du coin de ma rüe est aussi parti! Bon voïage, je l'avois prédit. La Veuve est défolée; les Enfans font furieux; qn'y faire? Nous mourrons bien nous-mêmes, quoique Médecins, & *Patrocle* est bien mort, lui qui n'étoit pas si malade.

## BOUDINAU.

Voilà ce qui s'appelle prendre son parti.

## VARDAUX.

L'Habitude racornit, & je ne suis pas né tendre: je suis dur, mais vrai; tous les événemens me font égaux, & j'annonce la mort de sang froid, comme la guérifon. Malheureux qui a reçu l'humanité en partage! On n'est compatiffant qu'à ses propres dépens, & l'on court souvent rifque de s'intéreffer aux Malades, plus que les Parens-mêmes. Qu'est-ce qu'un Homme au refte! La Nature en perd mille pour en faire un.

SA-

## SAVANTASSE, (*gravement.*)

C'eſt ainſi que de deux cens glands de chênes, il n'y en a qu'un ou deux, qui ſoient utilement ſémés, tant la Nature eſt riche, magnifique, & prodigue!

## Sᴛ. JEAN.

Et moi c'eſt ainſi que je ſuis votre Serviteur ( *il s'en va.* )

---

# SCÈNE VI.

## BOUDINAU, SAVANTASSE, JAUNISSE, VARDAUX, GRESILLON, SOT-ENCOUR, LA TULIPE, DON QUICHOTE, BAVAROISE.

## BOUDINAU.

C'Eſt à Mr. Bavaroiſe à reprendre le fil de la Conſultation.

## BAVAROISE.

Vous tous, Beaux Eſprits, mes plus dignes Confrères, qui, comme moi, rafraîchiſſez quelquefois la Scène, tandis que mon Frère rafraîchit les goſiers, ſi vous ne pouvez m'échauffer, aïant vous-mêmes l'eſprit à la glace; faites du moins paſſer dans mon cœur cette indignadignation qui vous rend quelquefois Poëtes, au défaut de bonnes raisons vous fait trouver de mauvaises rimes, sous les pas de votre colère. *Fracaster* fit des vers, pour célébrer la Maladie qui immortalise Savantasse, Et Bavaroise ne deviendroit pas un petit *Voltaire*, pour soutenir une Faculté chancelante, qui n'a guères que lui pour Harangueur ; tandis que tous ses autres Membres mercénaires, dévorés d'une ambition que je n'ai jamais eüe se contentent de haranguer leurs Malades. Ah ! *Brochet* ! Miserable *Brochet* ! Sans le maudit Piment de ton Diurétique, *Borgnibus*, le grand *Borgnibus*, verroit encore la lumière du jour ; il soutiendroit ma foible voix, en déclamant, ou plutôt en hurlant, comme un Possédé ! Mais vous, Célèbre Savantasse ! Athlète plus fort que *Milon le Crotoniate*, Colosse épais, fardeau terrible, qui n'auriés seulement qu'à vous laisser tomber mollement sur notre maigre Antagoniste, pour l'écraser du seul poids de votre énorme corpulence, pour ne rien dire du poids, non moins redoutable de votre massive érudition ; vous nouveau *Burman* de la Médecine, aussi infatigable, que fatigant Ecrivain, souffrirés-vous le Chef d'œuvre d'un Homme, qui a eu l'audace de ne pas vouloir rester inconnu ? Votre plume manqueroit-elle d'encre, où elle est toujours trempée ? Que faites vous enfin de votre Egide de Littérature ? A quoi bon ce plastron renforcé de vérole, si ce n'est pour parer gratis, comme on a bien voulu vous recevoir, toutes les Bottes que l'on porte à la Faculté ?

E

SA-

## SAVANTASSE.

Je fuis las de me battre , ou plutôt de me faire roffer pour des Ingrats , pour des Gens fans odorat, qui ont été quinze ans avant que de fentir mon mérite, & m'ont tant de fois fermé la porte au néz.

## BOUDINAU.

Vous avés été fort heureux, Savantaffe, de vous être préfenté dans un tems auffi critique. Il y a cinquante ans, qu'il nous eut fallu, & de l'argent & autre chofe que de miférables hypotèfes femblables à celles qui compofent toute votre Théorie.

## SAVANTASSE.

Je vous ai fait trop d'honneur.  Sans moi la Faculté étoit prife d'affaut ; on eut brûlé jufqu'à vos barbes, & vous euffiez entendu le Chef des Affiégeans dire en triomphant, comme un autre Duc de Bourgogne, *Tels fruits porte l'Art de la Guerre.*  Il vous fiéd vraiment bien, fubalternes Héros d'Efculape, de ne pas vous glorifier d'avoir mis à votre tête le feul Homme, qui fut digne de vous commander!

## BOUDINAU.

Vous n'êtes qu'un Savantaffe,  qu'un Pédant, qu'un Cheval de charge.

S A.

## SAVANTASSE.

Vous n'êtes qu'un petit Chimiste, encore par héritage.

## BOUDINAU.

Je suis de l'Académie.

## SAVANTASSE.

Et moi j'en suis une.

## BOUDINAU.

Vous n'avez pas l'esprit juste.

## SAVANTASSE.

Vous n'êtes qu'un cerveau brûlé.

## BOUDINAU.

La Chimie n'a pas brûlé le vôtre.

## SAVANTASSE.

Vous êtes un Insolent, & désormais souve-nés-vous en, je ne serai jamais de votre avis, en consultation.

## BOUDINAU.

Ni moi du vôtre.

## SAVANTASSE.

Je démontrerai votre ignorance dans un in Folio.

## BOUDINAU.

Et moi je laisserai sur vôtre dos les marques de mon estime.

## SAVANTASSE.

Tiens voilà la mienne *{ il lui donne un souf- flet, ils se prennent aux crins & se sépa- rent enfin pour s'al- ler batre à coups de canne.*

---

# SCENE VII.

**JAUNISSE, VARDAUX, GRESILLON, SOT-ENCOUR, LA TULIPE, DON QUICHOTE, BAVAROISE,**

## GRESILLON.

Voilà deux Gens qui vont s'écharper, comme des Porte-Faix, allons les séparer.

## DON QUICHOTE.

Brave Gresillon, tous les Médecins n'ont pas été dans leur jeunesse si grands Bréteurs que vous & moi. B A-

## BAVAROISE.

Nos Ordonnances fuffifent pour qu'il n'y ait pas plus de Monde fur la Terre, que la Terre n'en peut nourrir.

## DON QUICHOTE.

Allons faire briller l'autorité de nos Bréttes; remettons l'Affemblée après le combat: c'eft au mal le plus preffé qu'un Médecin doit obvier d'abord, & (*en montrant fon épée*) *in magnis morbis, magna remedia.* Allons donc, mes Amis, & de peur que nos lames ne fe caffent dans la mêlée, je fais efpadonner, n'oubliés pas vos Bécs-à-Corbin: malheur à celui qui fera le plus mutin de Boudinau ou de Savantafte ! (*ils partent tous, excepté Bavaroife.*)

---

# SCENE VIII.

## BAVAROISE, *feul.*

ILs partent tous, & moi je refte; je ne me bats que le verre à la main, & quand je fuis gris, ma Philis reçoit avec plaifir les coups que je lui porte. Mais, faifons briller aux yeux des Spectateurs le fuperbe Monologue que j'ai préparé. Il n'y a ici ni Confrères, ni Chat-hüant. Que m'importe, Les Chirurgiens étoient-ils préfens quand je les ai fi pacifiquement humiliés l'autre jour? Que me fait à moi la Difpute d'un couple de doctes Grimaux?



L'in-

L'intérêt général d'un Corps, va devant tous ceux des Particuliers. Effaïons donc nos talens, pour les faire imprimer enfuite. Parler, coriger des Epreuves, voilà le double antidote de l'ennui. Commençons : Rien ne peut arrêter le cours de ma difficile volubilité. Qui n'a recours qu'à la force prouve qu'il manque de raifon. Barboüillons qui nous barboüille, comme nous nous barboüillons, déchirons à belles dents l'Ennemi, comme nous déchirons nos Confrères ; changeons nous en Loups, pour dévorer qui nous dévore ; arrachons un flambeau que la Difcorde a mis aux mains d'un Forcené. Faifons retentir ( Ah ! que n'ai - je la voix tonnante de notre Athlète, pour mugir comme un Taureau ! ) Faifons retentir les Echos de cette Salle par nos gémiffemens ; mais il ne faut qu'un coup de la foudre de mon éloquence, directement lancé fur la tête du Téméraire, pour le réduire en poudre impalpable ; du moins étanchons cette foif de la Guerre, que le Démon de l'envie femble avoir fouflé dans le cœur du Perfide ; & cela, dans quel tems, Grands Dieux ! dans quel tems ? Au moment même que j'étois uniquement occupé à faire la plus durable & la plus glorieufe Paix. Mais, pour mieux réüffir, c'eft la Guerre la plus fanglante, qu'il faut lui déclarer. Nous fommes cent contre un : que rifquons nous ? Et quelle plus douce confolation, que de faire paffer à fon tour, le Cenfeur par la Cenfure ? En effet que dire d'un petit Homme remuant, qui ne peut fouffrir que les chofes aillent, comme il plaît aparemment à Dieu ? Qui a titre d'In-

fpec-

fpecteur, vient ici paffer tout Paris en revuë? Quel eft-il? Et quelle eft fa miffion? De quel droit un feul Homme, & Homme auffi médiocre, vient-il s'ériger en Juge, & en Juge auffi fouverain que Biftouri, de l'efprit, du favoir & des talens? En a-t-il lui-même, & où en a-t-il montré, fi ce n'eft à manger deux fois, nos deux mille écus, que fon Père lui avoit envoiés, pour fe faire aggréger parmi nous? Prodigue & Diffipateur dans la Théorie, comme dans la Pratique, ne s'écrie-t-il pas encore avec l'Amant de l'Aurore: *Rendez les moi Grands Dieux, pour les manger encore!* Si vous permettés que je paffe fes Ouvrages en revuë, tous nos Savans vous diront avec Savantaffe, grand Connoiffeur en Ouvrage de Goût, que fon Ecole de la Volupté, n'eft qu'une Rapfodie de Sentimens puifés dans la Nature, avec quelque délicateffe, mais fans raifonnemens logiques & conféquens. Enfin cet autre effai dont l'efprit même devoit être l'objet, a-t-il tenu ce qu'il avoit promis? Quel honneur peut faire un pareil Ouvrage, je ne dis pas, vis-à-vis le difcernement, mais vis-à-vis la crême d'efprit la plus foüettée? Au moins conviendres-vous, Meffieurs, que le Chat-huantifme, dont nous fommes la proïe, eft beaucoup mieux écrit. J'y reconnois du moins quelques grains de la fine fleur de ce vernis de langage de Caffé, que je poffede fi éminemment. Enfin il n'y eut jamais moins de jugement à mon avis, que dans tous ceux que notre petit Antagonifte a hazardés. Mais voici tous nos Combattans qui reviennent: *Querelles de Coquins ne durent pas.*

E 4

SCE-

## SCENE IX.

### BOUDINAU, SAVANTASSE, VARDAUX, BAVAROISE,

### BOUDINAU.

DOnner un soufflet à son Doyen ! à un Doyen en charge, à la tête d'une Faculté qu'il affemble, pour la fauver du Chat-huantifme ! Si l'on ne fut pas venu nous feparer, *(en regardant Savantaffe avec colère)* *Quos Ego* !

### SAVANTASSE.

Faifons la Paix & embraffons nous *(ils s'embraffent.)*

### BAVAROISE.

Effaïer fes forces contre foi-même, tandis qu'on en a befoin pour combattre l'Ennemi ? Si Chat-huant étoit inftruit d'une pareille Scène ! Eh, Fi ! Des Savans fe battre comme des Crocheteurs ! Et dans quel tems ! Dans le tems qu'on eft affemblé pour abatre toutes les têtes de l'Hidre qui nous pourfuit. Je n'en ai pas moins fait mon devoir, Meffieurs, feul j'ai plaidé, j'ai déclamé avec le feu de trente Avocats.

### VARDAUX.

Vous êtes en fueur, comme fi vous aviés couru la pofte.

### BAVAROISE.

On füeroit à moins. J'ai réduit notre Ennemi en poudre & fes Ouvrages à Zéro.

### VARDAUX.

C'eft-à-dire que vous avés fait une belle Harangue, & que nous avons beaucoup perdu.

### BAVAROISE.

Vous n'y perdés rien; elle rouloit fur la Littérature.

### VARDAUX.

Il eft vrai que je n'y connois rien ; mais quand je vous entends juger nos beaux Efprits tout de travers, je dis en moi-même : s'il y a de mauvais Ecrivains, il y a encore de plus mauvais juges.

### SAVANTASSE.

Vardaux nous donne-là de lui, une réfléxion de Chat-huant. Je fai que l'amour propre des Auteurs maltraités s'accommode fort de ces réfléxions-là : mais un Savant, tel que moi, ne fe réfute point par un mauvais bon mot. je fai la valeur de tout, & quoi-que je n'aïe jamais



vû

vû de cerveau, le mien n'en eſt pas moins la
Balance du mérite; toutes les monnoies de l'Eſprit, & du Savoir me ſont également connües,
& qui met le prix à tout, peut bien apprécier
un petit Homme, tel que Chat-huant. Ce
n'eſt qu'un Calomniateur, qu'il faut punir, &
un faux Bel-Eſprit, qu'il faut envoïer préſider
avec cet Athée rouge & enluminé, chez le
Frère de Bavaroiſe.

## V A R D A U X.

Vous dites que l'Ouvrage de Chat-huant, eſt
un Tiſſu de Calomnies; vous voudriés nous le
perſuader, au moins pour ce qui vous concer-
ne; mais c'eſt ce qui n'eſt pas démontré; &
quand même Chat-huant n'auroit fait qu'un Libelle diffamatoire, le Public n'en croira rien:
Je tremble qu'il ne ſoit moins puni que Nous,
par l'Arrêt que Nous allons prononcer; & pour
commencer à ouvrir la Scène, mon avis eſt de
bien-païer l'Auteur, pour qu'il nous faſſe grace de la queüe du prétendu Roman.

## B O U D I N A U.

Je veux moi, que ſon Ouvrage ſoit brûlé
par les mains de Savantaſſe en pleines Ecoles.

## S A V A N T A S S E.

J'ordonne, moi, que Chat-huant n'ait ni
plume ni encre, lorſque je lui ferai l'honneur
de faire la troiſième critique de ſon Traité: *De
Morbis Vénéréis*; car la pudeur ne permet pas

à

à un Médecin, qui a de la Religion, de nommer en François ces honteuſes maladies.

## B O U D I N A U.

Et vous, ſpirituel Bavaroiſe, à quoi condamnés vous le Criminel?

## B A V A R O I S E.

Je ne l'en tiendrai pas quitte à ſi bon marché; je prétends qu'il liſe éxactement d'un bout à l'autre tous les Volumes que l'impitoïable Savantaſſe a faits, fait, & fera.

## B O U D I N A U.

Miſéricorde! (*Savantaſſe le regarde avec dedain.*)

---

# S C E N E  X.

**BOUDINAU, SAVANTASSE, VAR-DAUX, BAVAROISE, SOMNAM-BULE.**

## S A V A N T A S S E.

AH! C'eſt Somnambule, cette affâire-ci lui coutera plus de deux Conſultations de 12. francs chaque.

Je

## S O M N A M B U L E.

Je vous reviens un moment, chemin faifant.
Eh! bien! Où en êtes vous? qu'a-t on décidé?
quel fera le fort du Malheureux?

## B O U D I N A U.

Chacun a porté fon Arrêt; c'eft à vous à
lancer le vôtre.

## S O M N A M B U L E.

Je viens d'aprendre, Meffieurs, que quoi-
que Chat-huant ait bien-tôt l'âge, auquel Biftouri s'eft mis fur les Bancs, il a formé, l'infolent projet de s'y préfenter à fon tour, après
les portraits odieux, qu'il vient de publier de
ceux d'entre Nous, qui ont plus de réputation
que de Savoir. Savés-vous, quelle feroit ma
punition, & la plus grande mortification, qu'on
lui puiffe faire, c'eft de le refufer conftamment,
quand même il païeroit double, & feroit auffi
fimple, qu'il eft madré & cauftique. Je n'ai
point l'honneur d'être de vos Confrères, mais
j'en fuis d'autant plus fenfible à celui que vous
me faites de m'affocier à votre importante que-
relle. Croïés que c'eft par reconnoiffance que
je vous confeille, ou plutôt vous conjure ami-
calement, de ne pas le décorer du vénérable
Bonnet, à quelque prix que ce foit; c'eft un
Argus qui nous démafqueroit tous.

B O U-

### BOUDINAU.

S'il païoit double cependant ! Pefte ! C'eft beaucoup dire, & on voit bien que vous n'êtes pas de la Faculté.

### SOMNAMBULE.

Et vous, que vous êtes Doyen, & Doyen en Charge. Mais, au fait, quelle eft la Conclufion de tout ceci ?

### VARDAUX.

Vous ne me paroiffez pas, Meffieurs, fort en peine de favoir mon avis ; le voici cependant. Vous vous récriez envain fur de miférables petites Perfonnalités : c'eft ne critiquer dans un Ouvrage que *Tarte à la crême*. Il s'agit vraiment bien de faire tant de tapage, pour un jeu d'imagination, fi c'en eft un, & il faut filer doux, ou lever les épaules, fi la réalité n'y a pas donné lieu. Nous avons, Meffieurs, le fond du Sac à chercher, *l'Arbre de Pourchot* à défendre. Pardonnés lui généreufement, Savantaffe, de vous avoir apellé Lourdaut, Balourd, Pédant &c. puifqu'enfin vous l'êtes affés paffablement, & c'eft fur quoi vous pouvés-vous flater d'avoir le fuffrage non-feulement de mon illuftre Confrère Boudinau, & de toute la Famille des Boudinaux, mais de toute la Faculté ; difons mieux, de tous ceux qui ont l'honneur de votre connoiffance. Que Mufcadin oublie cette porte de communication, qui ne lui fert plus, enfin au lieu de nous emporter à

la

la vuë des Ecarts de notre Adverſaire, corri-
geons les nôtres ſur les ſiens. Il y a ici véritablement un nœud Gordien que la colère, & la
vengeance ne feront que ſerrer plus fortement,
& que la raiſon ſeule peut dénouer. On dit
que vous êtes des Charlatans; prouvés par des
Ouvrages ſolides, que l'expérience ait cimen-
tés, que vous ne l'êtes pas; ſinon vous ſentés
juſqu'où cela peut aller: à faire périr toute la
Faculté, & ſur-tout ſes *Brochets*, d'un genre
de mort, que vous ſavés que nous reſervons
pour nos Malades.

## BAVAROISE.

La Diète! Quelle affreuſe perſpective, pour
des Gens d'un auſſi bon apétit que Nous!

## BOUDINAU.

Faire mourir de faim la Faculté! Ah! nous
en préſerve le Ciel! Mais, qu'eſt-ce que j'entends? (*Sot-encour entre avec St. Jean.*)

## S C E N E  XI.

**BOUDINAU, SAVANTASSE, VAR-
DAUX, BAVAROISE, SOT-
ENCOUR, SOMNAMBU-
LE, St. JEAN.**

### St. JEAN.

Monsieur, c'est une Lettre qu'on vient de me remettre sur le champ en main propre.

### B O U D I N A U.

Pour qui?

### St. J E A N.

Pour l'Assemblée.

### B O U D I N A U.

Pour l'Assemblée!

### St. J E A N.

Ou pour quelqu'un de Vous autres, car ma foi, je n'en fai trop rien.

### B O U D I N A U.

De quelle part?

St.

#### St. JEAN.

De la part du Diable.

#### BOUDINAU.

Il extravague.

#### St. JEAN.

Non. mais je meurs de peur. Le Porteur de la Lettre étoit plus noir que vous tous; ainſi vous voïés bien que ce ne peut être que le Diable, & je me ſouviendrai long-tems de cette figure là.

#### SAVANTASSE.

C'eſt ainſi que *Spinoſa* ne perdît jamais l'idée de ces grands Hommes du Bréſil.

#### BOUDINAU.

Donnes écervelé, donnes. (*il lit.*)

*Au plus groteſque, & au plus*
*Ignorant de l'Aſſemblée.*

Cachetée de noir! Cela eſt poli; c'eſt de quelqu'un qui ſait que la Faculté eſt en deüil. Eh, bien! Meſſieurs, pour qui de vous eſt cette Lettre? . . . . Perſonne ne la réclame le ſilence eſt parfait.

B A-

## BAVAROISE.

*Grotefque & Ignorant* ! Perfonne ne s'apelle ainfi.

## SOT-ENCOUR.

Ce font aparemment des noms de Seigneuries !

## SAVANTASSE.

La vanité n'ira pas jufqu'à s'en décorer.

## BOUDINAU.

C'eft-à-dire que cette Lettre n'eft pour perfonne.

## BAVAROISE.

Si c'étoit une Lettre de protection de quelque vieux Doyen à un jeune Docteur, je faurois bien à qui la remettre, quand même l'Adreffe feroit en *vers blancs*.

## SAVANTASSE.

Vers blancs ! Le plaifant Médecin !

## SOT-ENCOUR.

Il n'y a qu'un Sorcier . . . .

## BAVAROISE.

Non, je donnerois la Lettre au plus Sot de l'Assemblée.

## SOT-ENCOUR.

Autre Seigneurie, qu'on avoüeroit encore moins que les autres.

## BAVAROISE.

Un Sot, qui ne croit pas l'être, l'est doublement ; & vous qui parlés, Monsr. Sot-encour, la Lettre seroit pour vous avec toutes les Seigneuries.

## BOUDINAU.

Il n'y a pas de doute; elle est pour lui - même. Tenés, prenés *(il présente la Lettre à Sot-encour.)*

## SOT-ENCOUR.

Je vous suis obligé de la préférence.

## BOUDINAU.

Tout ceci commence à m'ennuïer. Savés-vous bien que vous faites-là de petites façons qui ne vous vont point du tout.

## SOT-ENCOUR.

Elle est en trop bonnes mains.

BOU-

## BOUDINAU.

Vous êtes un Impertinent.

## SOT-ENCOUR.

C'eft donc pour Bavaroife.

## BAVAROISE.

Je ne fai pas fi je fuis le plus grotefque; fi je vous le difpute par derrière, vous me le rendés bien par devant. Tenés, voïés le plaifant Excrément, qu'un Donneur de Clyftères fît Médecin, pour faire rire toute la Cour; il ne lui-manque que fa culotte fur la tête, en guife de bonnet de nuit.

## SOT-ENCOUR.

C'eft mon Spécifique, dans les Catharres.

## BAVAROISE.

Mais, ouvrons & lifons toujours (*il décachette, & lit.*) J'aurois dû la paffer à Somnambule. Il ne fait pas un mot d'Anatomie, mais il tient le premier rang dans le Monde Médecin, & je le refpecte comme un Préjugé.

## SOMNAMBULE.

Je fai que le cerveau n'eft pas dans le bas-ventre, & Croquignole, qui a ma Survivance, n'en fait pas d'avantage; il en fait même moins, car il demandoit l'autre jour, fi *Harvée* n'étoit



pas

pas celui qui avoit découvert le Réservoir de Péquet.

**BAVAROISE,** *(lifant.)*

*A Monfieur de Sot-encour.*

**LES MEDECINS** *(enfemble.)*

Je l'aurois parié.

**BAVAROISE** *(lifant.)*

La Pofte des Médecins ne va plus que *Cahin Caha.* Les Couriers font depuis quelque-tems d'une rareté extraordinaire. Pluton arrive dans l'inftant, pour en favoir la raifon. Vous ferés tous punis, fi vous êtes trahis. Sot-encour en particulier & Bavaroife ne feront continués dans leur emploi, qu'autant qu'ils mettront tout en œuvre pour avoir quelques Malades.

RABELAIS, *Sécré-
taire de Pluton.*

Meffieurs, je vous annonce l'arrivée de Pluton.

**B O U D I N A U.**

Allons tous au devant d'un Dieu, qui a daigné confondre fes intérêts avec les nôtres.

## S A V A N T A S S E.

J'ai commencé l'Extrait de la Bibliotéque du Roi, & il faut que je finiſſe aujourd'hui mon aîle gauche.

## B O U D I N A U.

C'eſt un grand ouvrage que vous entreprenés-là, & il eſt vraiment digne de vous, qui êtes, de l'aveu des Connoiſſeurs, auſſi laborieux Compilateur, qu'excellent Plagiaire ; mais je ſuis auſſi preſſé que tout autre, pour le moins ; car je préſide demain à une Thèſe, qui n'eſt pas encore finie, & dans laquelle je me flatte de démontrer, que la nouvelle Découverte de la Circulation du ſang, ne ſe trouve point dans les Anciens.

## S A V A N T A S S E.

Je le crois bien, cela eſt évidemment raiſonnable, mais votre grand Riolan, que vous faites ſonner ſi haut, étoit bien un autre Chicanneur. Plus de dix ans après cette Découverte connüe de toute la Terre, excepté de la Faculté de Paris ; il écrivît contre, il ne la voïoit, ni dans les Anciens, ni dans les Modernes.

## B O U D I N A U.

Viens donc Bavaroiſe, viens faire rire Pluton, par tes plaiſanteries & ta figure. Je ſuis ſurpris qu'on n'envoïe pas chercher ce Docteur, du moins quand on ſe porte bien : je le



trou-

trouve auffi plaifant que Manège & tant d'autres.

## B A V A R O I S E.

Je fuis avec un de vos Confrères, tout le
contraire de ce que je fuis ; je fais auprès de
lui l'office de Savantaffe ; je fuis fon Pédant. Il
doit lire aujourd'hui à l'Académie un Mémoire fur la voix ; il faut que je lui donne le ton.

## B O U D I N A U.

De qui voulez-vous parler ?

## B A V A R O I S E,

De Biftouri.

## B O U D I N A U.

Comment ! Biftouri ne fait pas lire ! Ce Docteur qui a fait tant d'importantes Découvertes
à Marfeille ! Qui fe vante de faire chanter les
Morts ! Et qui a pris à la pipée tout notre favant Tribunal !

## B A V A R O I S E.

Non, il ne fait ni lire, ni écrire, c'eft moi
qui ai la bonté de mettre fur fes Ouvrages, ce
vernis léger de bel Efprit, que vous me con-
noiffez.

SA-

## SAVANTASSE.

Cela eft étonnant! Un Homme qui a appris
tant de chofes en dormant.

## BAVAROISE.

Il les a oubliées aparemment en veillant.

## BOUDINAU.

A quoi penfons-nous? Meffieurs; Pluton
peut arriver, & quels reproches n'aurions nous
pas à nous faire, fi nous ne lui avions pas ren-
du nos hommages? Allons donc, encore une
fois: Bavaroife, Sot-encour, levés-vous
donc . . . . . Mais voïés s'ils bougent. Plaifans petits Commis, qui ne vont pas au devant
de leur Fermier général!

## ACTE III.

### SCÈNE I.

### PLUTON, BOUDINAU, SOMNAM-BULE.

#### PLUTON.

Approchez mon Doyen, mettez vous là, vous êtes mon bras droit.

#### BOUDINAU.

Vous me faites trop d'honneur, Sire, voici un Confrère, qui en est beaucoup plus digne.

#### PLUTON.

Qui est-ce?

#### BOUDINAU.

C'est Somnambule.

#### PLUTON.

Somnambule, ah! je le connois de réputa-tion; mon Batelier m'en a dit tous les biens du Monde. Comment Diable! Il faut que ce soit un grand Médecin: Caron passe tous les jours un Quarteron de ses Malades.

SOM-

## S O M N A M B U L E.

Sire, je paſſe ma vie à me faire traîner par mes deux Roſſes, & peu de Gens meurent ſans paſſer par mes mains; ſoit que je veille, ſoit que je dorme, je fais également mes fonctions, du moins le Peuple ſe l'imagine. Ainſi tous les divers états de ma vie vous ſont conſacrés; cependant je tremble que votre Majeſté, ne ſoit pas contente de mes Services.

## P L U T O N.

Raſſurés-vous, j'en ſuis content, & même ſi content, que vous pouvés compter que vous mourrés au lit d'un Malade: c'eſt le champ de Bataille d'un Médecin.

## B O U D I N A U.

Ou dans l'eſcalier, tendant noblement la main pour recevoir un petit écu.

## S O M N A M B U L E.

Je n'en reçois que de gros, & on me païe à chaque viſite, ou je ne retourne point.

## P L U T O N.

J'ai un reproche à faire à Somnambule. Pourquoi n'eſt il pas venu au devant de moi, avec la Faculté ?

## SOMNAMBULE.

Pardon, Sire, je me trouve dans le cas de ce jeune Fils de Mars & d'Apollon, qui, aïant un compliment à faire à un Corps Célèbre, ne pût s'en aquiter, qu'au retour de la Campagne.

## PLUTON.

J'entends; vous faisiez votre Service.

## SOMNAMBULE.

Oüi, Sire, je tâtois le pouls, c'est notre Baromètre.

## BOUDINAU.

Il est vrai, Sire, que Somnambule est furieusement occupé.

## PLUTON.

Et après lui, qui est-ce?

## SOMNAMBULE.

Sire, c'est ce rouge Croquignole, que j'avois chargé de faire mes excuses à Votre Majesté.

## PLUTON.

Je ne l'ai pas remarqué dans la Foule.

BOU-

## B O U D I N A U.

Je le crois, il l'a cependant percé, Dieu fait comment!

## P L U T O N.

Croquignole! le drôle de nom pour un Médecin! Pourquoi l'apelle-t-on ainsi?

## S O M N A M B U L E.

A cause de sa Physionomie.

## P L U T O N.

Il faut que ce soit un plaisant visage!

## B O U D I N A U.

Un visage à croquignoles.

## P L U T O N.

Est-il vieux? Ses cheveux sont-ils aussi gris que les vôtres?

## S O M N A M B U L E.

Non, Sire, mais ils blanchiront de même au Service de Votre Majesté; pour moi j'avoüe que je suis plus malade, que la plûpart de ceux que je traite, & ma maladie est incurable; c'est le fardeau des années.

P L U.

## PLUTON.

Pourquoi la vie des Hommes eſt elle ſi peu proportionnée à l'utilité qui en reſulte? Voilà un Médecin, qui eſt un des ſoutiens de mon Roïaume; je ſuis Dieu Que ne puis-je lui donner l'immortalité!

## SOMNAMBULE.

Hélas! Sire, ce ſera bien-tôt fait de ma pauvre carcaſſe; je ne puis plus deſcendre de mon Fiacre qu'à reculons, ni rendre mon urine, que les genoux pliés, & encore imparfaitement. Bien-tôt je ne gouterai plus ce doux plaiſir de compter mes écus (plaiſir plus grand pour un Avare, que mes Héritiers n'en auront à les manger) Bien-tôt ce vieux Horace, noirci par le tas d'argent, ſous lequel il eſt enſeveli dans mes poches depuis un demi Siècle, ne ſera plus mon *Vade me-cum.* Je ne ſuis pas loin de mon tombeau, & mes Confrères m'y voudroient déjà.

## PLUTON.

C'eſt une ambition que j'ai fait entrer dans le cœur de tous les Etats; telle eſt la force de l'intérêt ſur les Hommes, qu'ils ſouhaitent leurs propres Amis dans l'autre Monde, pour gagner des rangs dans celui-ci, & c'eſt ce que Mrs. les Officiers vous diroient auſſi-bien que moi. Mais, j'oublie que je ſuis venu exprès pour mettre ici le Holà. Qu'à donc fait ce maudit Chat-huant? comptés-moi un peu tout cela. BOU-

## B O U D I N A U.

*Infandum Rex magne jubes renovare dolorem.*

## P L U T O N.

Je suis comme la plûpart des Médecins qui savent le Latin; j'entends mieux le François.

## B O U D I N A U.

Sire, jamais Vénus tirant le rideau devant Enée, pour lui expliquer l'Origine du Monde. . . .

## P L U T O N.

Passons au Déluge.

## S O M N A M B U L E.

Sire, vous n'avez donc jamais lû aucune Thèse de la Faculté!

## P L U T O N.

Je vous avoüe que je n'ai jamais eu ce plaisir là.

## S O M N A M B U L E.

Il y en a de très comiques, & même de gaillardes; mais le Déluge n'est jamais que le second Article, & vous le demandez avant que le premier soit fini! vous êtes bien vif pour un Dieu!

BOU-

## BOUDINAU.

Je ne voulois que faire sentir à Sa Majesté, par la plus brillante comparaison, avec quelle adresse Chat-huant à découvert toutes nos rufes.

## PLUTON.

Quand vos jeunes Bacheliers ne feront plus que sur les bancs des Malades, il est bon qu'ils sachent joüer des gobelets, & faire tous vos tours de Cartes.

## SOMNAMBULE.

Soit, Sire, mais il faut qu'on les admire sans les deviner.

## PLUTON.

Quoi! tout est révélé! Tout est connu! Il n'y a plus rien à deviner! Il ne vous resteroit pas une seule botte sécrette.

## BOUDINAU.

Sire, pas un seule, a moins que Bistouri, qui est un madré Compère. . . . . Si celui-là n'a pas quelque Botte inconnüe, personne n'en a. On peut dire, que de tous les Ferrailleurs de notre Sale, c'est le plus adroit; c'est celui qui tire le mieux à toutes feintes.

## P L U T O N.

A ce que je vois, mes Enfans, vous voilà donc perdus.

## S O M N A M B U L E.

A peu près, Sire, le feu est aux quatre coins de la Faculté, & tous les Savoïards & les Capucins font vainement en l'air pour l'éteindre. Voilà la raison de tout le tapage qu'il y a dans Paris, & fur-tout dans les Caffés. Tout Paris est divifé, c'est une Guerre Civile entre les Chat-huantiftes & Nous ; & ni Vous, ni moi, nous n'y trouverons notre compte.

## P L U T O N.

C'est ce qui me paroît, car depuis quelquetems le nombre de mes Paffagers diminüe furieufement. Qui auroit pû prévoir une fi grande révolution !

## S O M N A M B U L E.

Votre Majefté n'imagineroit jamais jufqu'où va aujourd'hui le Fanatifme des Parifiens. Ces Badauts veulent abfolument que leur vie foit refpectée. Mais c'est compter fans fon Hôte.

## P L U T O N.

*Benè* !

### SOMNAMBULE.

Respectée! De la même manière qu'elle l'a toujours été par nos Confrères, à la bonne heure.

### PLUTON.

*Optimè.* Respectée! Voilà certes de plaisans Originaux!

### BOUDINAU.

Siré, il y a des Gens qui ôsent avancer, (Quels Insolens!) Que si notre Brigandage continüe, au lieu de joüer en chambre, nous serons forcés de repréfenter en plein vent.

### SOMNAMBULE.

Regarder la Médecine comme une Comédie! Comme une Farce!

### PLUTON.

Qu'on pense de là, ce qu'on voudra, mais des Artiftes! médire de Sujets qui me font aussi nécessaires! Les prendre pour des Comédiens! Quelle irrévérence! Quel Sacrilége! Mais qui vient à nous?

### BOUDINAU.

Sire, ce font deux de nos Confrères, Savantaffe & Bavaroife.

SOM-

## SOMNAMBULE.

D'une trempe bien différente, l'un Bel-Esprit. sans savoir, & l'autre plein de Savoir sans esprit.

---

# SCÈNE II.

### PLUTON, BOUDINAU, SOMNAMBULE, SAVANTASSE, BAVAROISE.

#### PLUTON.

Que fait Bavaroise ?

#### SAVANTASSE.

Des Vers, des Comédies, des Discours.

#### PLUTON.

Pourquoi ?

#### SAVANTASSE.

Pour mettre d'accord deux Facultés, qui ne sont pas trop conciliables, la Chirurgie & la Médecine.

#### PLUTON.

C'est ce que je n'entends pas ; il me faut du désordre, comme à la Servante de Pilate : mais au reste les Discours de ce Docteur, sont-ils beaux ?                    G                    BOU-

## B O U D I N A U.

Comme ceux de nos Confrères. Ce ne font pas de ces difcours pompeux, qui élévent l'ame jufqu'au Sublime des Penfées, mais de jolis petits Difcours, fimples, légèrement rampans, un peu frifés quoiqu'à plate frifure, & qui font de fi plaifantes petites mines, que la raifon ne peut s'empêcher de rire fardoniquement.

## P L U T O N *(à Savantaffe.)*

Et vous, favant Perfonnage, à quoi vous occupés-vous?

## S A V A N T A S S E.

Sire, je fais des Livres avec d'autres Livres, comme avec de l'argent on gagne de l'argent. Je n'imagine rien; je ne penfe point; mais je fai ce que tous les autres ont penfé; je fai tout excépté la Médecine.

## P L U T O N.

Et vous l'exercés fans doute.

## S A V A N T A S S E.

Je fais plus, Sire, j'y donne des Loix.

## P L U T O N.

Vous êtes Médecin, & Médecin roulant.

SA.

## SAVANTASSE.

Oüi, Sire.

## PLUTON.

Vive Dieu ! Et auriés-vous beaucoup de Malades?

## SAVANTASSE.

Sire, j'ai été long-tems fans en avoir, & je
n'en ai encore que très peu, mais ce que je
traite je le traite bien; Perfonne n'en revient.

## BOUDINAU.

Il y a comme cela d'habiles Gens parmi nous,
qui vous font plus de befogne en deux ans, que
d'autres en dix.

## SOMNAMBULE.

Ce font des Gens à Syftêmes. de grands Gé-
nies. Le moïen d'éviter un piége bien ten-
du !

## PLUTON.

Y a-t-il dans Paris, beaucoup de Médecins
de cette efpèce?

## BOUDINAU.

Oüi, Sire tout Paris en eft plein, la vanité
les a mis à la mode ; tout rampe, tout périt

G 2

de-

devant eux ; la plus aveugle routine n'eſt pas ſi meurtrière.

### PLUTON.

Ah ! Vive l'Enfer ; il ne ſe détruira jamais avec d'auſſi puiſſans Secours ; mais que j'interroge un peu ces nouveaux venus. Que penſe Savantaſſe du Livre de Chat huant ?

### SAVANTASSE.

Sire, il y a deux ſortes d'eſprits dans le Monde *primò*.

### SOMNAMBULE.

Ah ! vraiment, nous n'y ſommes pas ! Déjà des Diviſions des 1°. 2°. 3°. Sire, écoutez diſſerter ce Régent ; il croit avoir tont l'Equivalent poſſible de la Raiſon dans la péſanteur numérotée du Sens le plus commun. Mais j'ai des Malades preſſés ; je ſuis votre Serviteur ; c'eſt ainſi qu'en partant je prouve mon reſpect à Votre Majeſté.

### PLUTON.

Allés, cher Somnambule, allés & delivrés vos Brévets de vie & de mort, je vous donne droit d'expédition par Mer & par Terre. Surtout point de Lecture.

### SAVANTASSE.

Ce ſeroit s'y prendre un peu tard.

SOM-

## SOMNAMBULE.

Sire, je n'ai jamais rien lû ; je ne fai pas le nom d'un feul fameux Chimifte. Ces Gens-là font des Cerveaux fi brûlés par le feu de leurs Laboratoires qu'ils vous font des Phofphores de toutes les Maladies, & expliquent les paf-fions les plus contraires par les Acides, ce que j'entends dire tous les jours à nos Chymiftes, m'a bien degoûté de la Chimie.

## PLUTON.

Et la Botanique ?

## SOMNAMBULE.

Tout comme la Chimie ; je ne connois que les plantes ufuelles.

## BOUDINAU.

C'eft-à-dire, celles qui couvrent fon potage.

## SOMNAMBULE.

Notre Confrère Tourne-fol m'a dégoûté auf-fi de la Science des Herbes ; on ne le regarde que comme un Dictionaire d'Herbes ; il les fait avaler par centaines à fes Malades, & il ne fai-gne jamais. Pour moi, fi je ne connois que le perfil, j'ai au moins la fatisfaction de changer la Seine en une Rivière de fang.

## BOUDINAU.

Jamais Somnambule n'a rougi de fon ignorance.

## SOMNAMBULE.

C'eft pour mieux faire ma Cour au Prince enfumé (*il part.*)

## SAVANTASSE.

C'eft s'en tirer adroitement par une Gafconnade.

---

# SCENE III.

## PLUTON, BOUDINAU, SAVANTAS-SE, BAVAROISE.

## PLUTON.

REvénons à Chat-huant, & jugeons le Criminel de Lèze-Faculté. Vos avis à chacun, Meffieurs, tour à tour, fans tant de préambule, A vous Bavaroife?

## BAVAROISE.

Ce n'eft pas à moi à parler.

PLU-

## PLUTON.

Je crois qu'ils me prennent pour un Malade, avec toutes leurs cérémonies. Savés-vous bien, Messieurs, qu'à la fin je me fâcherai? je n'ai pas le tems d'attendre, & Proserpine encore moins.

## BAVAROISE.

Savantasse en étoit à ses deux sortes d'Esprits: mais, comme il m'a paru que Sa Majesté n'en fait pas grand cas, je vais commencer. Sire, Votre Majesté sera curieuse de voir toute l'entreprise du Téméraire, comme dans un petit Tableau; en voici un de ma façon qui vous plaira plus que toute l'érudition de notre Crotoniate. Le Public joüissoit du plus beau, du plus heureux calme, & la Mer ressembloit dans ce Port, à une nape d'huile d'amandes douces. Endormi dans la plus charmante sécurité, nul ne sentoit l'agitation des vagues ; nul ne voïoit les vents cingler de loin, & verdir la surface de l'Océan. Un Monde entier, sur la foi d'un Elément, tranquille en apparence, s'embarquoit sans cesse pour l'autre ; & Vous savés Sire, qui avés eu la bonté de Nous placer tous, que les Médecins étoient les Commis du Port, qui distribuoient les droits de Passage.

## PLUTON.

Voilà un exposé admirable de ce qui étoit: mais, pourquoi ce qui étoit, n'est-il plus ?



BA-

## BAVAROISE.

Le voici: survient un Lutin, un oiseau de proïe, qui jette dans les meilleurs Esprits, mille terreurs paniques. Or vous savés, Sire, que pour admettre l'empreinte de pareilles fraïeurs, le plus foible Esprit suffit. comme la Musique la plus mauvaise suffit à l'Opéra, pour faire tomber les meilleures paroles.

## SAVANTASSE.

Quelle Gentillesse! Et le joli petit Médecin!

## BAVAROISE.

Tantôt, Sire, c'est la Barque qui est trop vieille au dire du Lutin, qui prend l'eau, dont les voiles sont usées. Tantôt c'est le Pilote qui est trop vieux, qui dort dans le fort de la tempête; tantôt c'est le Capitaine, qui s'amuse à faire des vœux ou à haranguer les Matelots, comme un Général au moment d'une Action; celui-ci, n'osant faire des vœux en public, se cache derrière un pilier ou dans le fonds de Cale, celui là ne peut dresser ses batteries devant l'Ennemi ; l'un ne peut monter au haut des Mats, sans que la tête lui tourne, & ce vertige fréquent le fait cheoir par terre ; l'autre ordonne la Manœuvre, en termes si singuliers & baroques, qu'on n'y entend rien. Ce sont les beaux Esprits, les plus ridiculement néologues, parmi lesquels on me fait l'honneur de me ranger. Alors dit le même mauvais Plaisant, tout l'Equipage rit, & la besogne ne se

fait

fait point. Et puis, quoi encore? C'eft le beau tems & la pluïe que Perfonne ne fait plus prédire, ou plutôt ne l'a jamais pû; ainfi plus de Devins, plus de Sorciers; adieu l'Almanach de Liége, on y croit à peine; & puis enfin les Pilotes connoiffent bien la Structure du Vaiffeau, le nom des Voiles, des Cables, des Mâts & même de tous les cloux qui font la jonction de la carcaffe, & de toutes les piéces avec la Quille. Ce font, Sire, les Anatomiftes, qui, faute de génie (comme le Navigateur faute de Bouffole) ne pouvant gouverner le Vaiffeau, le laiffent aller à la dérive, au courant des eaux, & au joüet des vents. En un mot, tant y a, Monarque Ténébreux, que tout Paris n'eft plus qu'une Affemblée de *Quakers* de la fabrique de Chat-huant. Après de fi heureux voïages dans la Mer du Sud, il ne nous reftoit que la pêche de la Morüe au travers des glaces & des dangers, encore nous eft-elle interdite. Nous armons en vain des Vaiffeaux; on fe moque des Armateurs, tous leurs frais font en pure perte. Trembleurs, Hérétiques, mauvais Plaifans, lorfque Neptune a voulu fe montrer une feconde fois, comme dans l'Enéïde, on a éclaté de rire au nez du Mari d'Amphitrite: il a eu beau encourager les Navigateurs, & vouloir faire rentrer dans leurs Cavernes les vents du Caprice, il n'a pû. . . .

## PLUTON.

Voilà un bel Efprit que je reconnoîtrai, fur ma parole. J'aurois auffi-bien fait d'écouter notre favant Athlète.

## BOUDINAU.

Bavardin eft un peu long, mais c'eft un Amphygourifte.

## PLUTON.

Quelle Bête eft-ce là?

## BOUDINAU.

Ces Bêtes-là font de Beaux-Efprits, comme Monfieur, qui ne parlant que par Emblêmes, Métaphores, Allégories & autres figures, s'enveloppent dans ces fortes de nuages, comme un Praticien dans le manteau de fon expérience. C'eft leur Couvre-Sot. On croit que celui-ci eft habile; il n'eft qu'envelopé, & comme cuiraffé. Celui-là eft de même, & on s'imagine quelquefois voir des raifons brillantes, où il n'y a pas le Sens commun: au moins eft-ce moitié raifon, moitié folie.

SCE-

# S C E N E  IV.

**PLUTON, BOUDINAU, SAVANTAS-
SE, BAVAROISE, St. JEAN.**

### St. J E A N.

SEigneur Diable, puifqu'enfin il y a des Seigneurs de toute efpèce. . . .

### P L U T O N.

Que veut ce Drôle-là?

### St. J E A N.

Comment fe porte votre Seigneurie?

### P L U T O N.

Que veux-tu que je te réponde?

### St. J E A N.

Oüi, ou non, bien, ou mal; car enfin il
n'y a que deux façons de fe porter.

### B O U D I N A U.

St. Jean n'eft pas obligé d'en favoir d'avantage, il n'a pas lû la Thèfe du Médecin de l'Am-
baffadeur Turc.

PLU-

## PLUTON.

C'eſt là votre Portier ! Voilà un Homme bien mal apris. Interroger un Dieu ! C'eſt vouloir ſe paſſer de réponſe. Et de quel droit un Faquin tel que toi ? . . .

## Sᴛ. JEAN.

Puiſque vous faites fy de ma politeſſe, parce-que le hazard ne m'a fait ni Dieu, ni Diable je vous dirai, Seigneur, tout franc, ce qui m'amène.

## PLUTON.

Eh ! bien, Bourreau dis donc.

## Sᴛ. JEAN.

Il y a ici dans la Cour un Avocat, qui a l'air d'un Aigrefin ; il m'a prié de demander à votre Seigneurie la grace de l'entendre.

## PLUTON.

Un Avocat ! Pourquoi ?

## Sᴛ. JEAN.

Il dit qu'il vient de la Chine, exprès pour plaider la cauſe de ſon Parent Chat-huant, & que vous avés aſſemblé tous vos Boureaux pour le faire pendre.

BOU-

### B O U D I N A U.

Ah ! C'eſt notre Avocat ; eh ! d'où Diable vient - il ? je le croïois r'embarqué. Sire, n'aïés pas la bonté de l'écouter. Tous ces Avocats - là ſont des langues dorées, qui jetteroient de la poudre aux yeux du Diable.

### B A V A R O I S E.

Mr. Boudinau a donc changé d'avis!

### B O U D I N A U.

Pourquoi auſſi n'eſt - il pas venu, quand j'étois d'humeur de l'entendre ? Les momens de ce Seigneur là ſont précieux, & ſa vanité n'a pas daigné plaider devant des Juges ſubalternes.

### P L U T O N.

Si la cauſe de Chat - huant ne vaut rien, le meilleur Avocat ne la rendra pas bonne.

### B O U D I N A U.

Sire, avec de l'eſprit, une mauvaiſe cauſe ſe gagne plus aiſément, qu'une bonne avec du bon ſens; & plus on connoit la force de l'imagination, dont notre ame eſt le joüet, plus on doit ſe défier de la foibleſſe d'un inſtrument, auſſi vil & auſſi miſérable, que la Raiſon humaine.

BA-

# B A V A R O I S E.

Il eſt vrai qu'avec elle, on ne ſait jamais ſur quoi compter.

## P L U T O N.

Voici des Gens qui me prennent pour un Sot. . . .

## LES MEDECINS (*enſemble*)

Non, Sire.

## B A V A R O I S E.

On ne dit jamais à un grand Seigneur qu'il eſt un Sot ; mais les Loix ne défendent pas de lui repréſenter, que la Grandeur de ſon génie, toujours conforme à celle de ſa naiſſance, pourroit bien n'avoir pas le tems de réfléchir ſur toutes les idées ſubtiles & alambiquées, qu'un Orateur peut ſémer en foule, dans des diſcours fleuris.

## P L U T O N. (*à St. Jean.*)

Qu'il entre. Si je ſuis Dupe, je ne ferai point injuſte.

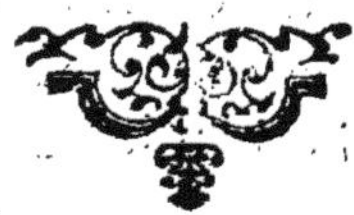

## SCÈNE V.

**PLUTON, BOUDINAU, SAVANTAS-SE, BAVAROISE, CHAT-HUANT.**

### CHAT-HUANT.

MA foi, je ne m'en repens pas; je ne trou-ve point à Pluton l'air si rébarbatif, & j'aime mieux cent fois avoir a faire à Pluton, qu'aux Médecins.   Aprochons.

### BOUDINAU.

Voilà un Avocat qui a l'air d'un Grenadier. Quelle mouſtache!

### PLUTON.

C'eſt aparemment la mode à la Chine.

### CHAT-HUANT (*deguiſé en Grenadier.*)

Oüi, Sire, & les Officiers y portent des Ro-bes & des bonnets carrés.

### SAVANTASSE.

Voilà un fait ſingulier, & que je ne ſavois pas.   J'ai oublié de m'en informer la dernière fois que j'ai écrit à la Chine.

PLU-

## PLUTON.

Mr. l'Avocat est donc aussi de ceux qui ne croïent plus ni à mes Navigateurs, ni à ma navigation.

## CHAT-HUANT.

Sire, il ne s'agit ici que de ma Partie.

## PLUTON.

Eh! bien, vous soutenés un Incendiaire, un Brûle maison, un Chenapan, qui a juré ma rüine.

## CHAT-HUANT.

Sire, il n'y a encore personne de tué, malgré tout le sang qu'on dit répandu, & les choses ne font pas si graves, qu'on a voulu le faire croire à Votre Majesté. Ma Partie, par exemple, respecte fort votre navigation : mais j'avoüe qu'il n'en est pas ainsi de la plûpart de vos Navigateurs.

## PLUTON.

Un Auteur prétend qu'à force de mépriser les Riches, on pourroit enfin parvenir à mépriser les Richesses, & cet Auteur là me fait trembler. Qu'on fasse peu de cas des Richesses, c'est-à-dire, de la Médecine, à la bonne heure, pourvû que cela n'inflüe pas sur les Riches qui font les Médecins : mais l'un ne peut
guères

guères aller fans l'autre, & voilà le Diable,
Vous aurez de la peine à laver le Coupable.

### CHAT-HUANT,

Sire, les Gens fenfés favoient que penfer de
la Médecine & par conféquent des vrais Médecins qui la poffédent, avant que ma Partie
eut ouvert la bouche. Cette Science fondée
fur l'obfervation la plus inconteftable, eft à l'a-
bri de toute injure, & ne craint rien de l'attein-
te des plus fiers Hérétiques. Que s'il s'en trouve quelquefois, parmi les Médecins mêmes,
je croi pouvoir les comparer à ces Malheureux,
qui, le foir devant un bon feu, & ayant de
quoi frire, rient & font des gorges chaudes,
aux dépens des honnêtes Gens, qui leur ont
donné l'aumône durant le jour. Ainfi l'a penfé Chat-huant,

### PLUTON.

Il tire donc les vrais Médecins de la foule,
comme une exception à la Règle générale.

### CHAT-HUANT.

Oüi, Sire,

### PLUTON.

Première Sotife. Cependant il a l'attention
d'en nommer à peine un, ou deux ; il ne loüe
Perfonne.

H                CHAT-

## CHAT-HUANT.

Sire les loüanges font fi dangereufes, qu'il a préféré le contrepoifon de la critique.

## BOUDINAU.

Entre Confrères, je ne fai pas fi les éloges font fi à craindre; mais je ne les crois pas plus fufpeĉts, que fréquens.

## PLUTON.

Votre Partie a fait pis; elle tombe la Verge à la main fur tous les Médecins. Seconde Sotife, qui pourroit bien être féverèment punie.

## CHAT-HUANT.

Je fuis de bonne foi, Sire, j'en conviens.

## SAVANTASSE.

On voit bien que c'eft un Avocat, qui n'eft pas de ce Païs-ci, mais il eft bien poli ponr un Etranger.

## CHAT-HUANT.

Votre Majefté n'a rien à craindre; ces Meffieurs ont affez de foupleffe dans l'efprit, pour vous fervir dans la fuite, auffi heureufement que par le paffé. Il eft facile de faire voir au Vulgaire des étoiles en plein midi, & comme le Singe eft toujours Singe, le Peuple eft toujours Peuple.                                   BOU-

## BOUDINAU.

Où est Maqui?

## PLUTON.

Pourquoi?

## BOUDINAU.

C'est à propos de Singe; ceci le regarde.

## PLUTON.

Vous ne vouliés pas recevoir l'Avocat; eh! bien, je trouve qu'il me rassure, & que nous avons tort d'être si allarmés.

## BOUDINAU.

Ah! Sire, voilà précisément ce que je craignois; on vous éblouït de raisons plus spécieuses que solides; on surprend la Religion de Votre Majesté.

## PLUTON.

Je l'en défie, car je n'en ai pas plus que vous autres.

## SAVANTASSE.

Notre Bon-Homme a raison, Sire, car enfin ce font les Femmes, & non les Philosophes, qui font aller la roüe des Médecins. On a beau dire qu'il n'y a qu'un Homme de méri-

te, qui puiſſe ſentir & placer celui qui en a;
Rien de plus rare, Les bons Eſprits voïent tourner la roüe, en riant, comme Démocrite, ou en
pleurant, comme Héraclite ; mais ils n'y tou-
chent pas. Liſés Galien d'un bout à l'autre,
ainſi que Pline le Naturaliſte: en un mot, ou-
vrés les Monumens des Anciens, & en particulier l'Hiſtoire Romaine, & vous verrés que
bien que, dans le Droit Romain (témoin la
Loi *Aquilia*) l'ignorance des Médecins leur fût
imputée à crime, les *Thémiſons*, c'eſt-à-dire,
les Sot-encours de Rome ne tuoient pas moins
impunément, que ceux de Verſailles & de Paris. Vous voyés, Sire, que ſi nous ſommes
vos Suppôts, les Femmes ſont les nôtres ; il eſt
vrai qu'elles n'ont garde de nous prendre pour
des Membres inutiles à l'Etat, tandis qu'il y
en a parmi nous, qui, ſans connoître aucun remède, ſavent du moins vigoureuſement admini-
ſtrer. . . . .

## BAVAROISE (*l'interrompant*).

*Ce Remède ami des Gens, ami de tout le monde,*
*Qui divertit & la Brune & la Blonde.*

Ce lacet aux Hommes excédent, qui fut
coupé court à la Femme; par quoi ſans doute,
elle s'en fait beſoin.

## BOUDINAU.

Libertin! Dire des gaudrioles devant Pluton!

PLU-

## P L U T O N.

Je ne les hais pas: mais reprenons le fil de notre Histoire:

## S A V A N T A S S E.

J'en étois à conclure, Sire, que Mr. l'Avocat a fes raifons, pour tâcher de vous faire tout attendre d'un Animal auffi Sot & auffi incorrigible qu'eft le Peuple; pour moi, je n'en préfume pas tant à beaucoup près; tout Sot n'eft pas Fou, & il faut l'être pour fe jetter dans des précipices ouverts. Enfin, Chat-huant a mis la Médecine & les Médecins trop à la portée de la plûpart de ceux qui s'en fervent; & vous même, Sire, fi vous aviés un Domeftique auffi dangereux, & d'un caractère auffi fourbe, que tel d'entre nous, fuivant le Satirique, vous le chafferiés demain à grands coups d'étrivières.

## P L U T O N.

Mr. l'Avocat, voilà une dernière réflexion, qui détruit toutes les vôtres, & je me rends enfin.

## C H A T - H U A N T.

Sire, permettez....

### PLUTON.

C'eſt aſſez ,mais enfin. Or ſus donc mes Docteurs que me demandés-vous?

### LES MEDECINS *(enſemble.)*

Vengeance.

### PLUTON.

Vous craignés que le Peuple ne ceſſe d'être
Peuple?

### BOUDINAU.

Nous le craignons.

### PLUTON.

Vous voulés abſolument le traiter, le médicamenter ?

### SAVANTASSE.

Ce ſont nos Droits.

### PLUTON.

Vous interpellés mon autorité, pour que tous
les Habitans de Paris ſoient forcés de ſe faire
tâter le pouls par des Médecins de la Faculté ?

### BOUDINAU.

Nous implorons Sire Sire, la protection de
Votre Majeſté , il ſeroit même à ſouhaiter ,

pour

pour la commodité des Médecins, qu'ils n'euſſent point la peine de monter, pour éxercer
leur profeſſion. Les eſcaliers nous prennent
un tems infini, ſurtout lorſqu'un Malade à l'im-
pertinence d'être logé au troiſième, ou au qua-
trième étage. Nous voudrions non ſeulement
tâter le pouls, comme on le tâte, dans certains
Païs de Jaloux, où la Malade ſans ſe faire
voir, ſe contente d'allonger ſon bras hors du
lit ; mais que le bras ſortît de même, au travers d'une porte, ou d'une fenêtre, en forme
d'Enſeigne, dans toutes les rües ; de ſorte qu'il
n'y auroit qu'à crier en marchant, ( du côté
qu'il faudroit ſaigner : ) *Purgés moi ce côté là ;*
& du côté qu'il faudroit purger : *Saignés moi
celui - ci.* Le tout, Sire, & Votre Majeſté
peut y compter, avec aſſez d'attention, pour
ne jamais s'y tromper, ou prendre le change.

### P L U T O N.

Cela ſeroit fort commode. Mais, il n'y a
guères que des Portiers que l'on puiſſe traiter
de la ſorte.

### S A V A N T A S S E.

J'aimerois mieux interdire les Chirurgiens,
qui vont ſur nos briſées ; ainſi que les Méde-
cins, ou Charlatans privilégiés par le Chef du
Corps : en un mot, tous ces Médecins en
Chambres garnies, ou de Théatre, qui font des
Ordonnances de Contrebande, comme certains
Perruquiers font des Perruques.

## P L U T O N.

Oh! pour le coup, je fuis votre Valet ce font ces petits Médecins-là, qui me font le plus utiles, après vous autres grands Docteurs.

## B O U D I N A U.

Que les Chirurgiens faffent fans nous leurs opérations, à la bonne heure ; nous n'y entendons rien, & le plus favant d'entre nous, qui peut profeffer la Chirurgie, faute d'habitude ne peut l'éxercer, & faute d'expérience fur le Vivant, ne peut juger de la manœuvre Chirurgicale. Mais, Sire, il y a tant de Chirurgiens, qui ne favent que faigner, que du moins, ils ne devroient pas le faire fans notre ordre.

## P L U T O N.

Vous êtes Fou. S'ils ne favent que cela, ils n'ont pas befoin de votre ignorance, pour faire des Sotifes ; la leur fuffit de refte. Je fuis plus généreux, moi ; je leur abandonne tout le Diftrict des Saignées, furtout des Saignées de précaution ; car je ne veux pas que mes Sujets manquent d'argent.

## C H A T - H U A N T.

Il faut que les Sangfües vivent du fang qu'elles tirent.

## B O U D I N A U.

Au moins, Sire, que tous les Médecins du
Roïau-

Roïaume ne puiſſent exercer la Médecine, ſans être initiés dans l'Anatomie, comme les Phi- loſophes l'étoient autrefois en Egipte, afin de faire gagner quelque choſe à ceux d'entre nous, qui, ne ſachant que cette Partie de l'Art, n'ont point de pratique: car on diroit, Sire, que les Vivans euſſent peur de faire tort aux Morts; mais l'eſſentiel ſeroit qu'il n'y eût qu'une, ou deux Facultés; celle de Paris, & celle de Mont- pellier, & qu'on abolît toutes ces petites Fa- cultés borgnes, où l'on marchande le Bonnet de Docteur, comme une aune de drap.

### CHAT-HUANT.

Pour aporter chez vous les deux mille écus, que ma Partie vous a eſcroqués.

### SAVANTASSE.

Il devroit être néceſſaire que tout Médecin fût Docteur Régent, & même Profeſſeur Roïal, comme moi.

### CHAT-HUANT.

Un Médecin Profeſſeur, & un Docteur de Sorbonne qui prêche, mauvaiſe affiche, pour le Public. Il ne s'empreſſe pas plus de faire ve- nir l'un, que d'aller écouter l'autre.

### PLUTON.

Au fonds, il s'agit moins ici de tâter le pouls, que d'avoir de l'argent au bout du tact.



CHAT-

# CHAT-HUANT.

C'est-là l'*item*, & pour quoi l'on crie.

## BOUDINAU.

Il faut que le Sacrificateur vive de l'Autel.

## PLUTON.

Enfans, vous ferés satisfaits; je vous avois éxaucés du fond du Tartare: mais que vos Sacrifices se fassent, s'il se peut, avec plus de Zèle & d'ardeur que jamais, & que les plus ignorans & les plus présomptueux enfoncent, sans trembler, le couteau d'Esculape dans toutes les Victimes.

## CHAT-HUANT.

Et les Remords !

## PLUTON.

Sentimens de Novices, qu'on n'a plus, quand on est Père & passé Maître.

## BOUDINAU.

Nous nous ferions plutôt chasser une seconde fois, que de ne pas éxécuter vos ordres, avec encore plus de vigneur, qu'ils n'ont été donnés.

## PLUTON.

Ca donc, un Dieu doit-il balancer à punir? c'eſt au livre de Chat-huant que vous en vou-lés?

## BOUDINAU.

Qu'il ſoit brûlé en pleines Ecoles.

## CHAT-HUANT.

C'eſt pour faire la fortune du Corſaire, qui l'a r'imprimé.

## PLUTON.

Il eſt vrai qu'il en ſera plus recherché: mais il faut vous favoriſer. Eſt-ce là enfin tout ce que vous déſirés de moi?

## BOUDINAU.

C'eſt la moitié de nos intentions.

## PLUTON.

Expliqués-vous.

## BOUDINAU.

L'affaire eſt délicate & nous craignons de ré-volter. . . .

PLU-

### P L U T O N.

Parlés hardiment. J'ai toute la dureté des Soldats d'Ulisse & de ceux d'entre vous, qui comme Vardaux, ont servi jadis dans les Milices de l'Empereur.

### S A V A N T A S S E.

A quoi servira de brûler le Livre, si l'Auteur reste? C'est brûler le drap, sans toucher au Métier. Sire, il faut casser le Moule.

### P L U T O N.

C'est-à-dire que vous voulés-vous chauffer aux dépens de Chat-huant?

### B O U D I N A U.

Oüi, Sire, nous le désirons.

### C H A T - H U A N T.

Ce seroit un feu de Nôces pour la Faculté.

### P L U T O N.

Vous voulés que ses cendres soient jettées au vent?

### LES MEDECINS (*ensemble.*)

Ah! Vive Dieu! l'heureux moment! quel plaisir, que la vengeance!

PLU-

## P L U T O N.

Mais la Loi naturelle, la Religion du Médecin eſt ici violée!

## S A V A N T A S S E.

Point du tout Sire ; l'eſprit du Corps eſt de ſe vanger, à quelque prix que ce ſoit.

## C H A T - H U A N T.

Mais au moins la Loi du Talion, en conſcience, Meſſieurs, ſi vous en avés?

## B A V A R O I S E.

Elle n'a pas lieu entre Nous.

## C H A T - H U A N T.

Point de conſcience ! *Habemus fatentem reum.*

## B O U D I N A U.

Il s'agit vraiment bien de la Loi du Talion! Nous rendons cent pour un. Par-là nous nous faiſons craindre, & l'uſage du Monde apprend, qu'on fait beaucoup plus pour ceux qu'on craint, que pour ceux qu'on aime. Vous voyés, Seigneur A-vocat, qu'on ne peut pas mieux traiter votre Partie; elle pourra griller ſans ſe plaindre.

## C H A T - H U A N T.

La juſtice de Sa Majeſté. . . .

B O U-

### BOUDINAU.

Qu'avés-vous, Sire, vous changez de cou-
leur ; Quels remords. . . . Ah! nous préserve l'Enfer! . . .

### SAVANTASSE.

Veillés pour nous *Mégère*, *Tisiphone* & *Alecto*!
Que vos torches soient toujours prêtes à allumer le Bucher, au prémier Signal.

### PLUTON.

C'est un petit Scrupule. . . .

### BOUDINAU.

Protégés vos Enfans, Divin Esculape, je les
vois à deux doigts de leur perte.

### BAVAROISE & SAVANTASSE (*ensemble.*)

Justes Dieux!

### CHAT-HUANT.

Où est St. Jean? (*il paroît*) Ah le voilà! un
verre d'Eau.

SCE.

## SCÈNE VI.

**PLUTON, LES MEDECINS, CHAT-HUANT, St. JEAN.**

### St. JEAN.

Pour qui?

### CHAT-HUANT.

Pour la Faculté qui se trouve mal.

*(St. Jean aporte un verre d'Eau & on le r'envoïe.)*

## SCÈNE VII.

**PLUTON, BOUDINAU, SA-VANTASSE, BAVAROISE, CHAT-HUANT.**

### SAVANTASSE.

SI je savois quel est le Scrupule de Sa Majesté....

### PLUTON.

Est-ce que vous êtes aussi Casuiste?

SA-

## SAVANTASSE.

J'aurois plutôt fait de dire ce que je ne suis pas, que ce que je suis.

## PLUTON (*rêveur*).

Ce qui m'inquiétoit . . . . . Mais ce n'est rien.

## BOUDINAU.

Sire, par grace. . . .

## PLUTON.

C'est que votre peste de Partie, Mr. l'Avocat, a fait pis que tout cela.

## CHAT-HUANT.

Je l'ignore.

## BOUDINAU.

Sire, Seroit-ce quelque autre bonne Découverte?

## PLUTON.

Oüi, c'est un certain Livre, plus à craindre pour moi, que le Chat-huantisme. On a pour but d'y prouver, que les Noïés ne reviennent point à la vie.

S A-

## SAVANTASSE,

Cela est contre les Observations de *Bruyer* & de tant d'autres Médecins modernes.

## BOUDINAU.

Ah ! Sire , l'heureux prétexte que ce prémier Ouvrage, pour se vanger du second, & fraper des coups plus sûrs !

## PLUTON.

Sans doute ; mais j'ai paru oublier & pardonner l'un ; jugés de mon embarras. Je ne puis condamner l'un sans l'autre ; il y va de ma gloire, si je me contrédis. Quelle cruelle atternative !

## SAVANTASSE.

Il ne faut que de l'esprit, & sur-tout de l'adresse dans l'esprit , pour trouver des biais à tous. Vous pouvés très-bien, Sire, faire brûler ces deux Ouvrages, en différens jours. L'intervalle de l'incendie fera penser au Peuple, qui ne voit pas plus loin que ses yeux , que nous n'avons pas trempés dans la première conspiration.

## CHAT-HUANT.

Sire , n'est-ce pas tant mieux pour votre Roïaume, si les Morts ne reviennent point ?

I                    PLU-

### PLUTON.

C'eft une chofe fingulière que la Raifon!
Chat-huant paroit dire vrai; mais voilà des Médecins qui me font tourner la tête.

### BOUDINAU.

Il faut convenir, Sire, que les Expériences
qu'on a faites fur les Noïés, ne réüffiffent pas
à tout le Monde; car moi, & le Docteur Savantaffe, avons exprès noïé un Régiment de
Chiens, & nous n'avons jamais pû en réffufci-
ter aucun.   L'ame n'a jamais voulu revenir.

### PLUTON.

L'ame d'un Chien! Vous êtes Fou!

### BAVAROISE.

Nous fommes tous enfans de la Nature; cette Commune Mère Nous a tous pétris de la
même pâte, & il n'y a pas plus de différence
entre un Animal & le grand Fontenelle, qu'entre un Sous-fermier, & un Fermier-Général,
Celui-ci a plus d'argent, Fontenelle a plus de
Cerveau.

### CHAT-HUANT.

Encore faut-il compter la qualité?

### SAVANTASSE.

Paix, Ignares. Cette Ame eft un air Sufpen-
du,

du, que l'irritation & le mouvement peuvent
mettre en branle, ce qui redonne la vie à une
machine qui étoit morte ; mais ces épreuves
font fort rares, fi elles font jamais arrivées.

### B O U D I N A U.

Chacun peut penfer à fa fantaifie ; mais il
ne faut pas s'en expliquer au Peuple.

### P L U T O N.

Paix, ou je vous fais mettre à la Baftille.

### B A V A R O I S E.

Il eft vrai que fi les Malades fe comptoient
tout-à-fait, & pour jamais noïés, lorfqu'un de
nous autres les a jettés à l'eau, toutes vos
bontés, Sire, feroient inutiles.

### P L U T O N.

Comment cela ?

### B A V A R O I S E.

Le Peuple ne nous emploie peut-être péle-
mêle, & à tout hazard, que parcequ'il fe flatte d'une efpèce de Métempficofe & d'un retour, tel qu'il foit. Si je fuis noïé, dit l'un,
par celui-ci, ou par celui-là, que m'importe ?
je reviendrai peut-être auffi à l'exemple de tant
d'autres revenans, dont nous avons le recueil ?
Otez-lui cette idée de l'efprit, & qu'il en prenne une toute contraire, foiés perfuadé, Sire,

I 2

qu'il

qu'il y regardera à deux fois, pour prendre un Médecin.

### P L U T O N.

En ce cas, une bonne chemife de Souffre en ce monde ci, & des Chaudières d'huile boüillante dans l'autre. . . . . . .

### C H A T - H U A N T.

Pefte, il y fait chaud !

### P L U T O N.

Mais, toutes réfléxions faites, après avoir pardonné, n'eft-ce pas fe dès-honorer à perpétuité ? Et fi c'eft une opinion arbitraire, n'eftce pas trop punir ?

### S A V A N T A S S E.

Ah ! fi la pitié s'avife d'entrer dans l'ame de Pluton, tout eft perdu.

### B O U D I N A U.

Sire, vous voiés en moi toute la Faculté tomber à vos genoux.

### P L U T O N.

Levés-vous, Doyen, un Médecin n'eft point fait, pour refter dans la pofture d'un Apoticaire. Mes Enfans, Pluton fera digne de vous. Je jure par *le Stix*, que Chat-huant va être jugé fur le champ, dès que vous m'aurés prouvé,

qu'il

qu'il eſt véritablement l'Auteur du Libelle diffamatoire en queſtion.

## CHAT-HUANT.

Tout eſt Libelle, pour qui eſt offenſé, & les Hommes, comme dit ma partie, aiment ſi peu la vérité, qu'ils lui ont donné le nom odieux de médiſance, lorſqu'elle les regarde & que leur amour propre en eſt mécontent. Au reſte, Sire, ſi ma Partie s'obſtinoit à dès-avoüer ſon Ouvrage, les preuves que vous demandés, ne ſeroient pas faciles.

## BOUDINAU.

Voici des Témoins.

## CHAT-HUANT.

De Vire & de Domfront.

## PLUTON.

Qui font-ils?

## BOUDINAU.

Muſcadin & Maqui, nos Eſpions; ils auront l'avantage de ſatisfaire votre Majeſté, à ce que j'eſpère, & de ne lui laiſſer déſormais aucun doute.

## PLUTON.

Je ſouhaite au moins trouver des raiſons ſpécieuſes, pour ne pas faire murmurer nos Antagoniſtes.

I 3 SCE-

# SCÈNE VIII.

## PLUTON. BOUDINAU, SAVANTAS-SE, BAVAROISE, CHAT-HUANT, MUSCADIN, MAQUI.

### PLUTON.

Approchés Espions de la Faculté. Est-il vrai que Chat-huant est l'Auteur d'une Satyre, qui a paru depuis peu contre les Médecins ?

### MUSCADIN.

Oüi, Prince enfumé, & non seulement il a attaqué la Charlatanerie de notre Art, comme Molière a joüé l'Hipocrisie, mais il n'a pas respecté les plus fameux Charlatans ; il nous a nommés, ou du moins clairement désignés presque tous.

### CHAT-HUANT.

Ma Partie n'a fait, que ce qu'on a fait dans tous les tems. Croïés vous que Molière n'en voulut à Personne dans son Tartuffe ? Sans celui qui s'y croyoit peint, auroit-on arrêté la Pièce dans ses premières représentations ? auroit-il fallu avoir recours à l'autorité de Loüis XIV. pour les continuer ?

M A-

## M A Q U I.

Soit, mais Chat-huant a attaqué nos mœurs.

## CHAT-HUANT *(d'un férieux mocqueur.)*

Des mœurs auffi irréprochables que celles des Médecins!... Mais, a-t-on fait le procès à Boileau, pour avoir dit que Rollet étoit un Fripon? Ma Partie n'a médit jufqu'à ce point, que d'un de ces Mrs. ils font au nombre de cent. Eft-ce trop? En confcience : metés la main . . . . . un fur Cent!

## M U S C A D I N.

Infultés par un Médecin! Et perfifflés par un Avocat! Ma foi c'eft trop; Sire, le fait eft que Chat-huant, eft un vrai Machiavélifte, qui a enchéri fur fon Auteur, comme les Epicuriens fur Epicure, en lui prêtant fes propres paffions, ou plûtôt celles de l'Armée des Alliés, dont il eft peut-être l'Efpion gagé, Comme nous le fommes gratis de la Faculté.

## P L U T O N.

L'Armée des Alliés, pour dire les Chirurgiens! voilà bien parler en *Médicaftre*, ou Médecin de Guerre; il faut que ce Doƈteur là ait fait bien des Campagnes.

## BAVAROISE.

Sire, Muscadin a beaucoup servi.

## PLUTON.

Dans les Hopitaux!

## MUSCADIN.

Non, Sire, c'étoit en qualité de Médecin domestique d'un Grand Seigneur.

## SAVANTASSE.

Domestique, *à domo*, c'est l'Etimologie.

## PLUTON (*à Muscadin.*)

Vous avés l'air vous même d'un Seigneur, on diroit que vous auriés fait la fortune d'un Intendant. Le beau linge! Les superbes dantelles! Le beau blond! Je n'ai point vû de plus belles perruques! Le beau Diamant! Et le magnifique Bec-à-Corbin!

## MUSCADIN.

Je suis tout or jusqu'à mes boucles, & mon plat à barbe. Je porte en Hiver des Chemises de Cotton fin. Le Cotton est ami de la transpiration, de Sanctorius.

## PLUTON.

Et de la vôtre, point.

MUS.

## MUSCADIN.

Sire, C'eſt que Sanctorius eſt l'inventeur....

## PLUTON.

Mais, vraiment, il faut que vous ſoyés un important Perſonnage!

## MUSCADIN.

J'ai tant joüé ce Rôle, qu'il m'eſt devenu naturel. Je n'ai jamais eu ni eſprit, ni vrai ſavoir; mais j'étois grave, & l'on m'a crû un Phénix.

## CHAT-HUANT.

L'heureuſe choſe que la gravité! C'eſt un Maſque impénétrable. Soyés Sot & Grave, c'eſt un double avantage. L'eſprit ſans ſuffiſance n'eſt rien; la ſuffiſance ſans eſprit eſt tout; la modeſtie eſt la vertu des Sots.

## MUSCADIN.

J'étois Machiavéliſte dans la pratique, c'eſt pourquoi j'ai réüſſi: Chat-huant ne l'a jamais été que dans la Théorie; il s'eſt perdu.

## PLUTON.

Et ce Maqui?

## BOUDINAU.

C'eſt une eſpèce d'Animal que nous avons bien voulu recevoir, à condition qu'il contre-feroit le Médecin Grimacier. Aujourd'hui mort, nous avons la ſatisfaction de le voir revivre dans celui-ci, à qui le nom de *Singe*, ou de *Maqui* eſt demeuré ; & ce qui vous ſurpren-dra, Sire, c'eſt que voilà la Source de ſa fortune.

## PLUTON.

A la Cour & à la Ville, la Fortune eſt tou-jours la bien venuë, de quelque côté qu'elle arrive. *Lucri bonus odor ex rê quâ lebet.* Mais vous me paroiſſés auſſi preſſé, de dépoſer, les uns contre les autres, que contre votre propre Ad-verſaire.

## CHAT-HUANT.

C'eſt ici la preuve, qu'on blâme en autrui ce qu'on aprouve en ſoi. Voilà des Gens qui ſe déchirent à belles dents, & qui voudroient faire pendre ma Partie, pour s'être ſervi une ſeule fois de la plume, comme ils ſe ſervent tous les jours, & à chaque inſtant, d'un or-gane beaucoup plus dangereux.

## MUSCADIN.

Sire, mon Confrère a vû une Lettre de Chat-huant, & moi j'en ai vû une autre entre les mains d'un Libraire, qui a été ſon délateur.

CHAT-

## CHAT-HUANT.

L'honnête Homme! Il n'a pas manqué sa vo-
cation. *(bas)* C'est le second qui ma trahi.

## PLUTON.

Ces Lettres sont-elles signées?

## MUSCADIN.

Non, Sire, mais nous connoissons l'écri-
ture.

## PLUTON.

Vous pouvés-vous tromper, cela ne prouve pas que Chat-huant les ait écrites.

## MAQUI.

Sire, c'est lui sûrement, n'en doutés point,
elles sont venuës par la Poste.

## PLUTON.

Le Sot Animal avec sa Poste! Tout cela ne
conclud rien; il faut en bonne justice la Confrontation des Experts.

## CHAT-HUANT.

De la Justice! oüi, ma foi, dans ce Mon-
de-ci, & surtout chez ces Messieurs; on a beau
la crier dans la Faculté, il n'y a que les Echos
qui

qui la rendent.  Mais vive Pluton, il y a tout
à espérer ; c'est un Juge de l'autre Monde.

### LES MEDECINS (*ensemble*)

Grands Dieux! Où en sommes nous ?

### P L U T O N.

Les Dieux font dans leur Empire, comme
les Rois sur la Terre, pour y donner l'éxemple des vertus, dont ils imposent les Loîx.
Vous voulés me faire faire une Sotise, en me
prenant par mon foible, par l'intérêt, cette
Idole des Dieux, & des Hommes.  Vous sen-
tés que je serois charmé de vous satisfaire ; mais
enfin que diront tous mes Juges, Minos, Rha-
damante &c.? Tout l'Enfer en murmurera.

### C H A T - H U A N T.

Cela prouveroit qu'il y a bien d'honnêtes
Gens damnés.

### P L U T O N.

Les dernières réfléxions font toujours les
plus sages.  Que ne prenés-vous plûtôt le parti de barbouiller qui vous barboüille? Vous êtes
Médecins & Médecins en colère, & vous n'i-
maginés rien!

M A-

## M A Q U I.

Sire, vous qui êtes auſſi noir, que le Roi de
Maroc . . . .

## P L U T O N.

Vous vous connoiſſés en beau Noir. Le Roi
de Maroc eſt blanc comme un petit cochon de
Lait, en comparaiſon du Roi des Enfers.

## M A Q U I.

Comment faites vous pour vous noïrcir de
Sorte ? Oſerois-je le demander à votre Majeſté ?

## P L U T O N.

Je vais vous faire part de mon Ordonnance,
C'eſt une Recette du Diable. La voici : Prenés une livre de Gaudron, un Scrupule de Cam-
bouis, une dragme de Suïe, ſix grains de pier-
re infernale, trente goutes d'eau forte, une
chopine d'encre : mêlés & amalgamés bien tout
cela, deſorte qu'il en réſulte un mêlange gluant,
qu'on doit appliquer par couches réiterées, les
unes ſur les autres ; & pour que ce topique
tienne, & pénétre mieux, ſaiſiſſés-moi le Pa-
tient, & avec la pointe d'une éguille, ou d'u-
ne épingle, faites mille petits trous, propres
à contenir la drogue, que vous verſerés par
inclination ; après cela faites peindre votre
Homme, & vous pourrés-vous flater d'avoir

un

un Portrait, qui pourra briller avec les vôtres, dans la Salle des Peintures de la Faculté.

## CHAT-HUANT.

Le Coloris est charmant, il ne manque qu'un bon Peintre.

## BOUDINAU.

Il est vrai, Sire, que nous n'avons plus que de si méchans Barboüilleurs.

## BAVAROISE.

On nous compte pour rien, comme vous voiés, mon cher Savantasse; vous vous êtes fait assommer pour des Ingrats, & moi j'en suis ponr les huît cens éxemplaires que la Faculté m'avoit promis d'acheter : aussi, puisque j'ai été sa Dupe, sera dès-ormais son Dom Quichote qui voudra; & n'étoit cette Chimère, qu'on appelle honneur, & qu'on crieroit au faux Frère, je le deviendrois, malgré tout ce que j'ai dit dans la dernière Assemblée, & pourquoi ne pas s'engager dans l'Armée des Alliés, si la Solde est meilleure?

## PLUTON.

En ce cas, si vous ne savés pas même, mes pauvres Enfans, appliquer avec adresse mon barboüillage, méprisés qui vous méprise, c'est le parti des Héros. Si au contraire, vous tonnés, fulminés, vous donnant en Spectacle vous mêmes, après avoir été produits par Chat-huant,

huant, vous ferés la rifée & la fable de tout
Paris, chacun fera à ce fujet un raifonnement
bien fimple. Ou Chat-huant, dira-t-on, eft un
menteur, ou il dit vrai, & dans les deux cas,
vous devés filer doux; car fi c'eft un Calomniateur, fon ouvrage tiffu de fauffetés & de
menfonges, ne peut que tomber promptement.
S'il dit vrai, le Parti du mépris & d'une apa-
rente infenfibilité, eft encore le meilleur. Pourquoi? Parceque la vérité la plus évidente fera
regardée, comme la Calomnie même, dès que
vous femblerés n'y pas faire attention.

## C H A T - H U A N T.

Il eft vrai, Sire, que vous perdrés à tout
ceci. Des pourfuites fi acharnées juftifient en
quelque forte ma Partie, & dépofent fécrette-
ment contre tous vos Docteurs. Je vois, &
avec plaifir, je l'avoüerai, qu'elles ont déja ir-
rité un grand nombre d'Efprits, même modé-
rés, & c'eft peut-être ce qui a porté le plus
grand coup à la réputation de ces Meffieurs.

## B O U D I N A U.

Quand notre fureur, Sire, devroit retomber fur nous mêmes, quoiqu'il en coûte, il
faut la fatisfaire. Il faut ici un éxemple écla-
tant, jufte ou non, il en faut un: Il faut vanger la Faculté. Si Votre Majefté n'a pas pitié
de nous, qu'elle ait du moins pitié d'elle
même.

CHAT-

## CHAT-HUANT,

Discours d'Opérateur, qui veut vendre ses pillules!

## SAVANTASSE.

Sire, c'est la raison même, qui parle pour nous, & ce n'est que vous même, que vous protégerez: mais je vois ce qui vous rend si indécis; c'est qu'on ne vous a point encore représenté, à quel point Chat-huant est coupable; si vous lui faites grace, votre Roïaume est à deux doigts de sa perte.

## PLUTON.

Comment donc?

## SAVANTASSE.

Vous ne réfléchissés pas, Sire, permettés-moi de vous le dire, à la cruauté de notre Adversaire; elle va jusqu'à nous sévrer tous de la taxe ordinaire; personne ne veut plus la païer. Dans toute la Faculté, même parmi ses Praticiens les plus célébres, il n'y en a pas un seul qui mérite la confiance des malades, & qui, à quelques égards, ne soit digne du mépris des honnêtes Gens. Enfin, Sire, le Barbare a tout ôté, au Public même, pour ne rien lui rendre, que le désespoir de se voir sans secours, dans les maux qui affligent l'humanité. Où est le tems, où tout Médecin, quel qu'il fût, Sot, ou Spirituel, Ignare, ou Habile, pourvû que

ſa petite tête de *Gréſillon* s'enfonçât grave-
ment dans un Forêt de poils, comme un Li-
maçon dans ſa coquille, où eſt dis-je ce tems
heureux, où *quelconque Etre*, qui avoit la figure de Médecin, & l'air de ſe *ramentevoir à part
ſoi*, étoit parfaitement bien reçû? Tems heureux qu'êtes vous devenus! Encore ſi l'on avoit
fait revivre le boüillon de choux! Les Romains
en uſèrent pendant ſix cens ans. Ce fut toute
la Médecine, à laquelle Rome fut réduite, pendant la diſgrace des Médecins. Nous préſerve
le Ciel d'une récidive! Encore ſi Chat-huant
eut réſſuſcité l'*Abracadabra*, nos Dames auroient une reſſource; mais rien, ni boüillon de
choux, ni *Abracadabra*. La Définition du Médecin par Pétrone, ne ſera bien-tôt pas même
admiſe. Si nous ne guériſſions pas les Corps,
du moins, pour gagner de l'argent, nous nous
efforcions de conſoler les ames: *Quid eſt enim
Médicus, niſi conſolatio animi?* Suivant Molière, nous amuſions du moins les malades en
chambre, comme il amuſoit les gens ſains ſur
le Théatre. Tout eſt ruïné, & il ne reſte pas
même à ce pauvre Public, l'agréable erreur de
nous croire utiles; erreur cependant, toujours
préferable à une fâcheuſe vérité.

## PLUTON.

A ce diſcours patétique, Mes chers Enfans,
je retrouve pour vous des entrailles paternel-
les, & puiſque telle eſt la cruauté de Chat-
huant, & qu'il ſe montre lui-même, beaucoup
plus que je ne penſois, fils dénaturé des En-

fans d'Efculape, j'abandonne mon idée de la confrontation des Expers ; oüi, je fens enfin, que mon Empire eft à deux doigts de fa perte, fi je ne punis le Criminel avec une févérité, qui effraye à jamais les plumes cauftiques.

### CHAT-HUANT.

Sire, je me profterne aux piés du Trône de Votre Majefté.

### MUSCADIN.

Si l'Ingrat étoit ici, la confrontation feroit bien-tôt faite.

### SAVANTASSE.

Ah ! Comme je l'étranglerois, *tutò citò* & *jucundè*.

### MAQUI.

On dit qu'il a ofé y venir, pendant tout ce tintamare ; mais il eft bien loin, s'il court toujours.

### CHAT-HUANT.

Pas fi loin que vous penfés, Meffieurs, car le voilà.

### PLUTON.

La cervelle lui a tourné.

LES

## LES MEDECINS (*ensemble.*)

Ah! te voilà! Traître, Boureau, Scélérat, Chien, Faux-Frère, Délateur indigne. &c.

## MUSCADIN (*d'un air animé.*)

Moi, qui l'avois placé dans une fi grande Maifon! Moi, qui lui avois ouvert ma propre & brillante carrière! L'Ingrat! Traiter ainfi un Protecteur, à qui on a les obligations les plus effentielles! Sabrer ainfi fon Patron! Le mauvais cœur! Mais j'ai ici fa punition en poche; c'eft une phiole de goutes du Général la Motte, dont j'ai moi feul le Sécret; il faut que je lui en faffe avaler une pinte: il aura bien le Diable au corps s'il ne crève d'un reméde, qui, à petite dofe, a tué tant de mes Malades. Mais je fens déjà que ma bile irritée fait mouffer ma gravité, je crains l'*Eretifme* des nerfs & l'*Ataxie* des Efprits animaux. Je fuis hors d'haleine; repofons-nous. (*il s'affiéd.*)

## B A V A R O I S E.

Qu'il foit poffédé de la Métromanie, fans jamais trouver la rime, c'eft à quoi je le condamne. C'eft un cruel fupplice.

## BOUDINAU (*à Chat-huant.*)

Dis moi, qui t'a fourni, Scélérat, les abominables Mémoires, qui viennent de nous flétrir?

(CHAT-HUANT.

Le Garde des Archives de la Faculté.

## SAVANTASSE.

L'Infolent !

## CHAT-HUANT.

Sire, je n'ai rien avancé que je n'aïe vû par moi-même, ou appris par des Gens plus dignes de foi, que tous ces Meffieurs, qui ne peuvent être Juges & Parties ; tous mes témoins font vivans, qu'on les écoute ; je ne demande qu'à fuivre la Procédure.

## PLUTON.

Le Sot, au lieu de fe battre en retraite, comme un prudent Général !

## BOUDINAU.

Il n'y a que Mufcadin, qui ait le tems d'entendre vos témoins. Il a quitté prudemment le Public, qui l'avoit quitté : Mais nous autres, nous avons des malades à voir, des Thèfes de conféquence à faire foutenir, & d'excellens Cahiers à dicter aux jeunes Gens de notre Licence.

## CHAT-HUANT (*fièrement aux Médecins.*)

Vous êtes des Monftres. Vous n'élevés vos cris, vous n'êtes fi horriblement acharnés contre

tre moi, que parceque j'ai ofé pénétrer les replis fombres, dans les quels vos défauts & vos
vices cherchoient à s'enveloper. Chacun de
vous craint les reproches qu'il mérite ; vous
êtes au defefpoir de n'être plus cachés dans la
foule, & comme derrière le rideau de vos ini-
quitès. Plus vous vous fentés coupables, plus
vous avés redouté la jufte comparaifon qu'on
pourroit faire, de propos, qui ne font que l'E-
cho de vos difcours, de démarches, qui font
la trop fidèle image de votre conduite. Car,
enfin, qui de vous oferoit en difconvenir? Si
je fuis repréhenfible, vous l'êtes encore plus;
fi je fuis une *pefte* dans la Société, quel nom
vous donner? Que penfer en effet d'une trou-
pe de Gens, qui dans une Faculté, où l'union
devroit régner, à l'avantage de la Patrie. &
où l'union ne regna jamais, comme autant de
Loups dans une Forêt, ne cherchent qu'à fe
tendre des piéges, fe fupplanter, fe déchirer,
fe dévorer les uns les autres? Mais j'ai honte
de proftituer déformais mon pinceau . . . . .
Le Rôle que je joüe, Sire, n'eft point du tout
dans mon caractère. . . . .

## M A Q U I.

Il eft vrai qu'il n'eft pas fi Diable, qu'il eft
noir. Les rufes, ou les vaines promeffes des
Chirurgiens l'auront féduit. Mais quelle Eclip-
fe de prudence !

## BOUDINAU.

Cette Eclipse est le Soleil de nos défauts.

## SAVANTASSE.

Le Soleil a des taches.

## CHAT-HUANT (*reprenant son discours.*)

Oüi, Sire, je me suis fait violence pour sortir de moi - même ; pour faire rougir les Médecins de leur conduite : je ne me suis égaré , que pour ramener un Troupeau égaré, desorte que si mon Personnage a quelque chose d'odieux en soi, si les mœurs les plus corrompuës méritent encore un certain respect, mon excuse est dans l'espérance ( trop vaine sans doute ) que les Docteurs les plus pervers, les plus éloignés du droit chemin , corrigeroient peutêtre un jour leurs écarts sur les miens. Si ce que je fais, disois - je en moi - même , donne une mauvaise opinion de mon caractère, elle emportera nécessairement avec soi une opinion encore plus horrible des Médecins, dont la conduite ressemble à la mienne. Eh! quel bon Citoyen ne s'armeroit une fois en la vie contre des désordres, qu'on tolère tous les jours dans les Médecins, & qui ont tant fait gemir, je ne dis pas *Galien, Gédeon Harvey,* &c. mais plusieurs Membres de la Faculté ; *Guy Patin,* qui a traité plusieurs de ses Confrères, comme de vrais Fripons, qu'il n'a fait aucune difficulté de nommer, dans des Lettres, faites exprès

pour

pour être imprimées ; mais le *François* qui s'est
emporté contre mille abus ; mais *Bernier*, mais
enfin, & le plus pieux, & le plus respectable,
Mr. *Hecquet*, qui a osé afficher à tous les coins
des rües, & aux portes même de la Faculté le
Brigandage de ses propres Confrères ; pour ne
rien dire de ce fameux Chimiste *Staabl*, qui
s'étant chargé de repondre à la Satyre de *Harvey*, a écrit avec plus d'amertume dans le cœur,
en voyant que la plûpart des plus atroces imputations du Satirique étoient vraïes, qu'il n'en
a coulé de la plume caustique de ce Médecin
Anglois qui vit encore.

## P L U T O N.

St. Jean.

**BOUDINAU** (*plus haut.*)

St. Jean.

## SCÈNE IX.

### PLUTON, LES MEDECINS, St. JEAN.

#### St. JEAN. (*haut*.)

Monsieur,

#### BOUDINAU.

Sire, voilà *St. Jean*, que souhaite Votre Majesté ?

#### PLUTON.

Il m'avoit pris une envie, mais cela m'a passé de la tête, je voulois envoyer *St. Jean* chercher tous les Morts dont vient de parler *Chat-huant*.

#### St. JEAN.

Une Comission à tous les Diables ! La peste m'étouffe, si je la fais ; cherchez d'autres Couriers. Palsambleu, je ne voudrois pas l'être, pour le Royaume de Monsieur Arlequin.

#### PLUTON (*avec fierté*.)

Ain !

St.

### St. JEAN.

Pardon, Sire, j'oubliois qui vous êtes; c'eſt que vous reſſemblés comme deux gouttes d'eau, à cet original là.

### PLUTON.

Je te fais bouillir avant ta mort, dans une de mes chaudières.

### St. JEAN *(en s'en allant.)*

Miféricorde!

---

# SCÈNE X.

## PLUTON, LES MEDECINS, BOUDINAU, BAVAROISE, CHAT-HUANT, SAVANTASSE, MUSCADIN, MAQUI, LE DOYEN, MILON.

### PLUTON.

AU bout du Compte, ſi *Chat-huant* eſt auſſi menteur que vous le dites, il pourroit bien m'en impoſer ici.

### BOUDINAU.

C'eſt un Impoſteur.



PLU-

## PLUTON.

Il n'y a qu'à rappeller *St. Jean*, & le faire partir.

## SAVANTASSE.

Sire, l'examen eſt inutile.

## BAVAROISE (*bas.*)

Et même dangereux.

## CHAT-HUANT.

Que je ſois pendu, Sire, ſi les Médecins morts, dont j'ai eu l'honneur de parler à V. M., n'ont pas traité leurs confrères plus inhumainement que moi, qui n'ai fait le plus ſouvent que rire & plaiſanter. Si V. M. les faiſoit venir, ces Mrs. ſentent qu'ils n'auroient pas beau jeu.

## PLUTON.

Pourroit-on ſoutenir le faux avec tant d'Impudence ? Mandons les Défunts ; y conſentés-vous ?

## BOUDINAU (*bas.*)

Je tremble.

## BAVAROISE (*à part.*)

Notre affaire ira mal, s'il vient des recrües de l'autre monde. SA-

## SAVANTASSE.

Sire, il y a parmi ces ombres un certain devot qui ne vaut pas le Diable, & qui mettroit Martel en tête à l'Univers, c'eſt ce Hecquet qui n'étoit qu'un Fanatique.

## PLUTON.

Allons, je ſuis bon Prince, n'en parlons plus, & comme *St. Jean*, vous en ſerés quitte auſſi pour la peur.

## CHAT-HUANT.

Eh! bien, Sire, en eſt-ce aſſés, pour vous faire voir quels hommes j'ai attaqués, & combien ils déteſtent la lumière, qui ne pourroit qu'éclairer leurs routes égarées? Docteurs Vulgaires, Hommes du Peuple, qui les préconiſe, en mépriſant une auſſi ridicule Apothéſe, je n'ai fait que détruire une Idôle *Plébeienne*, pour élever le vrai Dieu de la Médecine ſur ſes débris. Mais plus ſenſibles, que raiſonnables, plus vindicatifs, que juſtes, en paroiſſant ſe réünir pour la cauſe commune, ou pour l'intérêt général du Corps, ils n'ont ſoutenu chacun, que leurs propres Intérêts, & jamais ceux de la Patrie. Ames viles, mercénaires, jalouſes, ambitieuſes, Citoyens d'eux Seuls, c'eſt moins pour la Médecine, c'eſt moins pour la mettre à l'Abry d'Injures, qu'elle ne craint point, que pour ſervir la ſordide cupidité qui les domine. Voilà, Sire, les Monſtres que vous protegés.

„ *Par*

*Par la feule avarice ici tous réunis.*
*Pour venger leur orgueil, ils ont cru tout permis.*

## PLUTON.

Téméraire ! Je te fais empâler, comme un Hanneton.

## CHAT-HUANT.

Eh bien, Sire, ,, qui n'a plus qu'un mo-
,, ment à vivre n'a plus rien a Diffimuler.
Je me fuis attendu à tout, j'ai fenti qu'un auffi grand Perfonnage, feroit Sujet à tous les Inconveniens de ceux qui cherchent à faire des révolutions nouvelles. Mais un Philofophe capable de s'élever à un projet fublime, ne fera point arrêté par-là crainte, dans fon Exécution. Si j'étois venu, difois-je, du tems de Galien, ou de Socrate, je ferois reçu, comme Boyleau & la Bruyere qui n'ont plus aujourd'hui d'Ennemis. Si mon Livre eft bienfait, j'en trouverai la récompenfe dans une plus judicieufe poftérité, où les fripons ne s'intéreffent plus aux *Rolets*, ni les mauvais Auteurs aux *Cotins*. Vain Fanatifme d'Auteur, je le fens bien, qui ne rapporte qu'un peu de Fumée ! J'ai choque deux vivans terribles, l'Intérêt & l'Amour-propre ; & dans quels êtres ! Dans des Médecins (c'eft tout dire). Par quel bonheur, tant d'honnêtes gens, qui ont ôfé courir avant moi la même carrière, l'ont ils remplie avec Succès fans qu'aucun d'eux foit venu fe brifer à ces deux écueils formidables ! on s'eft laffé d'entendre les Siflets qu'on méritoit, & quoi-

que

que dans tous les tems il se soit élevé un Théo-
phraste pour corriger les mœurs, la Faculté
qui en auroit cependant grand besoin, a voulu déconcerter, par mon exemple, tous ceux
qui auroient l'audace de m'imiter. Elle a mieux
aimé le Manteau de *Scapin*, que la *Lanterne de
Diogène*.   Mais, si je suis long·tems la dupe
d'une Entreprise utile, comme ce seroit Injuste-
ment que je serois puni, les Médecins peuvent
compter que je les ferai monter sur la Scène
avec ce Manteau favori, qui les suit par·tout,
pour y représenter bien d'autres fourberies, que
celles de *Scapin*, & aux quelles *Molière*, tout
bel Esprit qu'il étoit, n'eut jamais pû attein-
dre.   Mais vous enfin, Prince ténébreux, si
je n'ai rien fait que ce que mille autres ont
fait avant moi, si je n'ai fait qu'une seule fois,
ce que ces Honnêtes Messieurs font par·tout,
dans les Cercles, au lit des Malades, & toutes
les fois que l'heureuse occasion se présente de-
nuire au mérite & au génie, si pour corriger
des mœurs trop dépravées, & le Machiavélis-
me de la Politique des Médecins, j'ai peint
leurs guerres Intestines, leurs Ruses & leur
Souplesse avec les Malades, & qu'en consé-
quence il m'ait fallu faire les plus grands efforts,
pour les imiter: après un tableau, dont la res-
semblance est aussi frappante de part & d'autre,
n'aurai-je pas lieu de me flatter, Sire, que Votre Majesté voudra bien agréer ce Placet, que
les Quakers présenterent à Jacques II.

(*il lui présente un papier.*)

PLU-

### P L U T Ó N.

Voïons (*il lit*). ,, Sire, nous te prions de
,, nous permettre de prendre pour nôtre Réli-
,, gion, la liberté que tu prens pour la tienne
(*levant les yeux fur Chat-huant.*) Le Roi reçut
il ce Placet?

### C H A T - H U A N T.

Oüi, Sire, & il en rit, autant que François
Premier, de la Franchife de *le Coq*.

### P L U T O N.

Il en rit!

### C H A T - H U A N T.

Oüi, Sire.

### P L U T O N.

Eh bien, voilà la différence, moi je n'en ris
point; ce qui fait rire un Roi, fait pitié à un
Dieu... Mais je vous trouve un petit homme
remuant fort dangereux. Comment Diable, il
n'y auroit qu'à vous écouter, & mes affaires fe
feroient bien! Vouloir changer la face de la Médecine, comme Defcartes a changé celle de la
Philofophie! Mais mon pauvre Garçon, à quoi
penfiés-vous? Defcartes n'attaquoit que des
Philofophes, & vous attaqués des Médecins!

### C H A T - H U A N T.

Il eft vrai que la Différence eft grande.

PLU-

## P L U T O N.

Faire le Siège de la Faculté, & à boulets
rouges! Et vous esperiés qu'abusant des droits
de la guerre, tout vous seroit Pardonné!

## B O U D I N A U.

Ah! Sire, nous en préserve le Ciel! Il nous
joüeroit dans nos vieux habits, comme ce pauvre Cotin fut Introduit devant Loüis XIV. par
*Molière.*

## P L U T O N.

Où voulés-vous qu'il les prenne?

## B O U D I N A U.

Chés ceux, qui, comme Jaunisse, ont une
Friperie qu'ils portent, vendent, donnent à
porter à leur gens, & rachétent tour à tour: nôtre Friperie est d'ailleurs si connüe.

## S A V A N T A S S E.

Sire, c'est un Déïste.

## B A V A R O I S E.

Un Athée.

## M U S C A D I N.

Un gosseux, comme Rabelais, qui se moc-
que de tout.

MA-

## MAQUI.

Point qui rien n'est Sacré.

## CHAT-HUANT.

Voilà de grands fripons! de grands malheureux!

## PLUTON (*en colère.*)

Vous êtes tous des Coquins. Si jamais je vous entens parler de Religion, ni en bien, ni en mal, je vous fais Apotiquaires : & vous, *Chat-huant*, soiés Sage déformais, ou attendés vous à avoir sans cesse, comme Pourceaugnac vint Seringues au derriere.

## MUSCADIN.

Sire, un Médecin sans Religion, est une peste parmi nous; cela peut nous faire observer & peut-être chasser tous pour la seconde fois.

## PLUTON.

*Quos Ego!*

## BOUDINAU.

Comment pourroit on vivre sans Médecins!

CHAT-

## CHAT-HUANT.

Les Médecins, sans le Peuple?

## BAVAROISE.

Je m'en passe bien, moi, grace à mes deux Femmes.

## PLUTON.

Vous ne voïés point de Malades!

## BAVAROISE.

Non, Sire.

## PLUTON.

Je vous condamne à faire des *Acrostiches*, des Enigmes, & des bouts rimés.

## BAVAROISE.

Sire, est-ce ma faute? je comptois éxercer un jour la Médecine, sans la Sçavoir, comme tant d'autres; je me flattois que du moins il suffisoit de vieillir, pour Leurrer le Public.....

## PLUTON.

Les parques filent encore pour ce grotesque Original, & voilà la reconnoissance!

<table>
<tr><td>L</td><td>BA</td></tr>
</table>

## BAVAROISE.

J'étois jeune, Sire, lorfque je fis le ferment Poëtique de vous fervir par-deſſus les toits. Hélas! Je ferois indigne des bontés de la déeſſe qui fuſpendit ſa terrible faulx, ſi je n'étois avec la meilleure volonté du Monde, (ou le Diable m'emporte) un petit Ingrat de la façon du Public. Mais, Sire, ſi je ne vous fais pas de bien, je ne vous fais pas de mal. Je fuis Neutre. Spectateur oifif de tous les mouvemens de mes Ambitieux Confrères, je les vois valeter pour avoir un Malade, mettre tout en œuvre pour s'en emparer, ſe le conferver, ſe l'enlever. Vous diriés autant d'animaux carnaſſieres acharnés fur leur proie. Au refte autant vaut refter chés moi les bras croifés, que d'être dans la même attitude, auditeur bénévole des Contes & des Sornêtes d'un Malade, qui fouvent n'a pas le fens commun. Car combien de Médecins regardent & ne font rien, ſi ce n'eſt lever de tems en tems, les yeux au Ciel, comme faifoit feu Manége, & autres geftes, car chaque Acteur a les Siens.

## PLUTON.

Regardent & ne font rien! un Médecin qui ne fait rien fait, eft un Sot; un Médecin qui ne point de mal, eft un Monftre; un Médecin qui ne veut voir qu'un certain nombre de Malades, eft un Impie. Voilà mes Aphorifmes; Enfans, qu'ils foient gravés en Lettres d'or dans tous vos Cabinets: & vous, Chathuant,

huant, laiffés mes commis fe déchirer : que les
plus habile foit Supplanté par le plus ignorant ;
& ne révélés déformais les rufes, les Aftuces
& le Brigandage de ces vieux forciers , que pour
les apprendre à nos jeunes Docteurs qui font
peut-être encore Imbus des préjuges de leur
première éducation : vous pouvés tout attendre de ma clémence à ce prix ; vôtre grace eft
dans vos mains.

### B O U D I N A U.

Sire, qu'il ne donne point la fuite de fon
Ouvrage.

### P L U T O N.

Tout n'a pas paru ?

### C H A T - H U A N T.

Sire, je n'ai encore montré qu'un échantillon de mon fçavoir faire.

### S A V A N T A S S E.

Jugés de la pièce.

### P L U T O N.

A dire vrai, voilà bien du tapage pour un
échantillon.

### B A V A R O I S E.

Il étoit de l'intérêt des coupables de remuer le

Ciel & la terre, pour empêcher l'auteur de se déchaîner d'avantage contr'eux.

## PLUTON.

Je le sçai, & je loüe leur activité.

## CHAT-HUANT.

Mon manuscrit est en main tierce; la Faculté fera écrasée, si je suis puni.

## PLUTON.

1°. Il faut faire un feu de nôces de toutes ces Jolies pensées, tant de fois grifonnées.

## CHAT-HUANT.

Soit: mais à une condition. . . .

## BOUDINAU.

Qui est . . . .

## CHAT-HUANT.

Que la Faculté me recoive *gratis*, comme ce Crotoniate . . .

## SAVANTASSE.

Un petit homme qui ne me va pas à la Ceinture !

PLU

## PLUTON.

Y Confentés-vous, Mrs.?

## LE DOYEN.

Non, Sire; & ne voiés vous pas que le perfide nous joüe encore, après nous avoir flétris?

## PLUTON.

Mais s'il répare tous les défordres qu'il a cau-
fés, s'il en produit d'une autre efpèce; s'il fe
montre à l'avenir auffi utile a mes Sujets, qu'il
en a paru l'ennemi déclaré! en un mot fi par
lui vous pouviés recouvrer tous vos droits *Im-
punè tuandi & vaftandi per totam terram!*

## BOUDINAU.

A la bonne heure! mais comment Sire? la
chofe n'eft pas poffible.

## CHAT-HUANT.

Sire, vous ferés content.

## PLUTON.

Voyons donc, que ferés vous? chanterés
vous la Palinodie, comme les Médecins ont
fait fur l'Emétique?

## CHAT-HUANT.

Non, Sire, tant de honte ne peut être attachée

L 3                    au

au fervice de V. M. Je me contenterai de donner le même *Machiavélifme* en Latin, ou en Grec, & pour me rapatrier avec les Confrères défolés, je n'aurai point le doux plaifir de faire de médifantes applications.

### P L U T O N.

En Grec! Vous êtes Fou ; il y a dans mes bureaux bien des Commis qui ne favent pas le Latin!

### C H A T-H U A N T.

Ce font donc des Médecins de Cour.

### P L U T O N.

De Baffecour, fi vous voulés. Le François nous a perdus, il faut du Latin. Mais quel Latin prendrons-nous?

### C H A T-H U A N T.

Sire, il y en a de deux, ou même de trois fortes, le Latin de Celfe, de Freind, & de quelques autres Médecins Etrangers; le Latin de la Faculté, qui eft précieux, affecté, entortillé, comme le langage de nos beaux Efprits, & que perfonne par Conféquent ne pourra comprendre; enfin le Latin de Molière, ou de Cuifine, que tout le Monde entend.

### P L U T O N.

Vous écrirés, s'il vous plait, comme nos
Doc-

Docteurs; c'eſt bien la moindre choſe, qu'ils entendent leur jargon. Alors il faut eſperer que vos ruſe théoriques n'étant à la portée, que des plus madrés, & de ceux mêmes qui ſeront verſés dans le ſtile des thèſes de nos Facultatiſtes, feront beaucoup de bien, ſans mal.

## CHAT-HUANT.

Le public ne pouvant découvrir les pièges qu'on lui tendra, y ſera déſormais inévit ablement pris. Vous ſentés cela, Mons Boudinau?

## BOUDINAU.

Sire, il y aura un ſens caché dans ſes écrits, Il nous nous fera peut être donner une approbation avec éloges, aux Sotiſes mêmes qu'il nous dira.

## BAVAROISE.

Cela eſt arrivé à plus d'un bel-Eſprit & d'un Aſtronome, qui ne s'en vanteront pas: mais des yeux d'Argus, comme ceux de nos *cenſeurs Royaux*!

## PLUTON.

Ma foi, ſi vous êtes ſi Sots à vos propres yeux, je ne ſuis plus ſurpris qu'entre vos mains mes affaires aillent ſi mal.

## BOUDINAU.

Ah! Sire, le Moyen de refaire un corps, dont l'Expérience eſt ruinée!

## B A V A R O I S E.

Sans Chevaux, on ne peut monter la Cava-
lerie ; de la vient qu'il y a aujourd'hui tant de
fantaffins parmi nous.

## P L U T O N.

A chaque Inftant de nouveaux griefs ! avoir
mis les Médecins a pié ! avoir tué leur grand
Cheval de Bataille ! & un jour d'action , fur
quoi monter ! comment, mes enfans, ainfi de-
montés , vous n'avés donc plus rien ?

## B A V A R O I S E.

Pas même une Brouette.

## C H A T - H U A N T.

Pardon , Sire , de la liberté grande, une autrefois . . . .

## S A V A N T A S S E.

C'eft un Engoleur, dont le projet, Sire, étoit
d'exterminer l'ancienne race de vos Emploiés,
pour mettre d'autres maltotiers a leur place.
Alors plus de Rapines , plus de fraudes , &
chaque Contrebandier eut été pendu.

## P L U T O N.

Allons, Amis, il faut fe rendre à vos raifons,
j'en jure par le Stix, le Perfide fera puni. Il ne
faut pas que tout un Corps périffe par le Fanatifme

natiſme d'un ſeul. *Unum pro multis dabitur caput.*

### C H A T - H U A N T.

La tête tranchée!

### M U S C A D I N.

On ne vous fera pas cet honneur là.

### M A Q U I.

Pendu! Sire, pendu.

### C H A T - H U A N T.

Après vous autres, s'il y a encore de la cour-
roye.

### P L U T O N.

Non ; je le condamne ſeulement à aller en
Hollande, boire trente taſſes de Thé par jour,
avec un petit morceau de Sucre Candi noir, dans
le coin de la jouë.

### C H A T - H U A N T.

C'eſt la queſtion d'Eau.

### B O U D I N A U.

Et qui n'eſt pas douce.

L 5

CHAT.

## CHAT-HUANT.

Mauvaife pointe!

## SAVANTASSE.

Si j'étois le Maître, il feroit brûlé.

## CHAT-HUANT.

Quelque belle que foit la vérité, elle ne mérite pas qu'on brûle pour elle.

## PLUTON.

Non, Meffieurs, non, encore une fois, non, l'Exil fuffit: & le Criminel ne fera nourri, que de fromages & de Canards.

## CHAT-HUANT.

Si le Grand Boerhave vivoit encore, que je chérirois mon Arrêt!

## PLUTON.

*Mufcadin* & *Maqui*; que marmottez vous entre les dents? Je croi que vous critiquez mon jugement.

## MUSCADIN.

Non, Sire, nous difions feulement que la Faculté feroit une penfion de fix cent Livres à Me. *Chat-huant*, fi elle vouloit confentir qu'on la débarraffât de fon Mari.

B A-

## BAVAROISE.

Pour qu'il fut seulement emprisonné, Somnambule donneroit sa Terre de *Joui*.

## MAQUI.

Et moi le tiers de mon Bien.

## BOUDINAU.

Moi j'y mangerois ma robe & mon bonnet.

## CHAT-HUANT.

C'est risquer gros.

## MUSCADIN.

Je donne ma Bibliothèque pour me venger.

## CHAT-HUANT.

Il donne ce qui lui est inutile. Et le Baromètre qui est auprèe de votre Lit?

## MUSCADIN (*d'un ton doucereux.*)

Oh! pour cet instrument là, je le garde; je dois la vie à son extrême sensibilité. On ne peut marquer les degrés de chaleur avec plus de précision; aussi me sert-il a regler éxactement la quantité & la qualité de mes habits & de mes couvertures, sur la température de l'air.

PLU-

## P L U T O N.

Votre but, à ce que j'entrevois, eſt de m'empêcher d'être ſuſceptible de pitié; vous craignez que je n'aye pas la force de mettre mon propre Arrêt à éxécution, c'eſt pourquoi voûs envelopez votre rage dans le voile de l'humanité & de la compaſſion.

## LES MEDECINS (*enſemble.*)

Nous avons tout à craindre, Sire, de l'excès de votre indulgence.

## P L U T O N.

Voilà des Gens plus noirs que moi! Non, un Père ne dût jamais ſe deshonorer pour ſes Enfans; tout ce que je puis faire pour votre ſervice, c'eſt de changer les Canards en pommes de terre.　Mes Canards n'étoient cependant que des Barbotteurs.　Qu'en dites-vous, Savantaſſe?

## S A V A N T A S S E.

Sire, ſuivant les dogmes de la tranſpiration de *Sanctorius*, il ne reſte pas au bout de ſix mois un ſeul poil ſur le corps, qui ne ſoit d'une nouvelle fabrique.

## P L U T O N.

*Quid ad rem, Vir peſantiſſime?*

SA-

### S A V A N T A S S E.

Je voulois avoir l'honneur de vous faire entendre, Sire, que j'approuve vôtre régime.

### P L U T O N.

Cela eſt heureux.

### S A V A N T A S S E.

En effet je penſe que des pommes de terre
au continu, pourroient abſorber, ingluer, in-
viſquer, empâter, accrocher enfin en quelque
manière que ce ſoit l'acreté des humeurs de C. H.
& qu'en ſe renouvellant elles pourroient s'adou-
cir par le moyen d'une telle nourriture. Et Dieu
veuille en effet que ſa bile devienne moins vi-
triolique, moins rongeante, & qu'heureuſe-
ment mêlée à la matière perſpirable, elle s'é-
vapore enfin par ces pores, qui ſont ſur la peau
au nombre de 125000. dans le petit eſpace d'un
grain de Sable, ſuivant l'ingenieux calcul du pé-
nétrant Leeuwenhoeck.

### P L U T O N.

Peſte ſoit du Savant avec ſon grain. Il faut
qu'il en ait un. Mais, Savant Docteur, je
croi que vous auriez pu dire tout cela en deux
mots.

### M I L O N.

Cela eſt vrai, Sire, mais cela n'auroit pas
été ſi érudit.

MUS-

## MUSCADIN.

Toute la Faculté, Sire, feroit contente de vos bontés, fi le Criminel, au lieu de la Hollande étoit exilé en Efpagne.

## PLUTON.

Chat-huant, de l'humeur dont je le connois, ne pourroit jamais vivre avec l'Inquifition.

## CHAT-HUANT.

Certainement, Sire.

## MAQUI.

Quelle neceffité de laiffer vivre des Vipères ?

## CHAT-HUANT.

Et des Maquis, des Singes, furtout de vieux vilains Singes, qui montrent à tous les Paffans leur vilain C. pelé !

## BOUDINAU.

Que le Coupable n'ait donc ni plumes ni ancre en Hollande, ou nous fommes exterminés.

## CHAT-HUANT.

Attendés-vous y, à moins que, comme les autres refugiés, je n'oublie à écrire. C'eft le fort de la tranfplantation.

BOU-

## BOUDINAU.

Infolent dans l'adverfité, comme dans la profpérité!

## SAVANTASSE.

Voilà un Vivant que l'Univers écraferoit, fans le faire trembler. *Et fi factus illabatur orbis, impavidum ferient ruinæ.* Ce paffage eft d'Horace.

## PLUTON.

Quoi! vous tremblez vous même, Poltrons, il faut que je vienne de l'autre Monde pour vous faire connoitre vos forces! Elles font dans la foibleffe du Vulgaire; ce qui eft aujourd'hui, a été hier, & fera demain & par conféquent à été & fera toujours : je parle de la peur de la mort. Cet inftinct eft fi fort au-deffus de la Logique, que jamais raifonnement humain ne pourra l'ébranler. Tant que cette peur durera, les *Médecins feront raillés, mais bien payés.* Il s'élevera de tems en tems, des têtes hardies, ou plutôt téméraires, des Efprits fanatiques, qui le flambeau de leur zèle à la main, oferont peut-être encore, malgré ce redoutable éxemple, dévoiler votre conduite, votre Charlatannerie, vos meurtres, & en un mot éclairer tous vos égaremens. Mais, qu'ils feront Dupes d'une l'imagination trop promte à s'allumer! Ils ne feront qu'un bruit femblable à ces flots agités qui viennent fe brifer contre la maffe enorme d'un rocher. La Cabale foutient

ce

ce qu'elle éleve. Quel plus grand Exemple voulés-vous, que vôtre *Sot-encour*, à quoi ont fer-
vi tant d'Epigrammes & de portraits? Midas a des
oreilles d'Ane, mais il eft Roi. Nul ne peut
le détroner, & le moyen de renverfer qui fe
foutient, en immolant les plus précieufes victimes? Le Public, dont chaque Membre ne peut
prendre un Médecin, fans l'époufer en quelque forte, non feulement le protége avec tous
fes défauts, mais il les erige tous, en autant
de vertus: c'eft ainfi que la vanité des Malades fait corps avec celle des Médecins. Vous
voyez, Mrs. & fans doute avec plaifir, que
votre Art ne peut triompher de la Simplicité
du Peuple, fans être vengé de toutes les injures qu'il reçoit, par cette fimplicité même.
Tenant auffi intimément à tout Paris, cette
grande Ville eft pour toujours dans vos Filets.
Elle aura beau les découvrir, on s'y prendra
toujours de gayeté de cœur; & le Fripon le plus
hardi, celui qui aura la meilleure gluë, fera
l'oifeleur qui prendra le plus d'Oifeaux, ou fera le plus de Dupes. Soyez donc, une bonne
fois pour toutes, très fermement convaincus,
que les Réformes ne réforment rien, & que
jamais la Satyre ne corrigea perfonne. Ce n'eft
pas tout; fi quelqu'un doit craindre ce genre
d'ouvrages, c'eft moins le Coupable qui le mérite, que l'honnête homme, qui en prend la
verge. Soyez donc tranquilles, riez avec le Public, pour paroître, s'il fe peut, tout le contraire de ce que vous ètes. Allez, à *La Faculté
Vengée* qui paroît, à *Rabelais Reffufcité*, & au
*Médecin imaginaire*, de *Chat-huant*, qui vont paroître,

roître & affiftés y avec autant de préfence d'efprit & de fermeté, que certains d'entre-vous en montrent au *Malade imaginaire.* Si Somnambule étoit-là... (mais hélas! quelle perte pour moi, il ne fera bientôt plus dans ce monde, & il faudroit bien s'accoutumer à le regretter fouvent, fi quelqu'un de vous ne le remplaçoit): mais, Mrs. vous avez beau m'avoir juré d'être toujours, de mes Etats la Bafe inébranlable & le plus ferme apuy, il faut que vous leviez tous la main, pour figne certain que je n'aurai plus d'inquiétude fur votre compte, & que vous éxécuterés avec vigueur tout ce que je vais vous commander.

## LES MEDECINS (*enfemble*)

*Juro.*

## PLUTON.

Or fus donc, dignes Sujets d'un Roi zélé pour vous, il ne s'agit que de continuer de vous conduire à l'avenir, comme vous avez toujours fait par le paffé! Vivez donc dans l'ignorance & le divorce. Il s'agit vraiment bien de guérir, c'eft l'affaire des Remèdes & non des Médecins. C'eft réuffir qu'il vous faut. Or qu'eft-ce que réuffir? C'eft faire mille expériences aveugles *per vitas & mortes;* c'eft de ne pas plus démordre de fon opinion, que votre ancien Légiflateur Chirac, *nequidem aperto cadavere;* c'eft, comme lui, accoutumer le petite vérole à la Saignée dans tous les cas; c'eft comme lui, faire paffer de votre imagination brû-
lée,

lée, dans l'esprit des Sots qui vous écoutent, les idées les plus fausses & les rêves les plus creux: Surtout, n'observez jamais les marches de la nature; c'est une Torture avec laquelle on n'a jamais fini. La Médecine n'est qu'un Syſtème; & celui qui fait appliquer à les imaginations les plus chimeriques, le vernis des plus belles couleurs, voilà le Médecin, mes Enfans, & vous ne ſerez vraiment dignes de ce titre, qu'autant que vous approcherés du vrai corps, que je vous préſente, & que vous vous éloignerez de ce Fantôme, ou Etre de Raiſon, que Chat-huant nomme vrai Médecin. C'est alors, mes Amis, que vous réuſſirez, c'est-à-dire, que vous gagnerez de l'argent. Mais, que d'attention, quelle circonſpection, quelle Souplesse ne vous faut-il pas pour frapper ce but à coup ſûr? Les honnêtes Gens seront peut-être autour de vous, comme le Lion de l'Ecriture: *tanquam Leo rugiens circuit quærens quem devoret.* Mais à quelque prix que ce ſoit, noyez-moi ceux qui voudroient s'oppoſer à vos projets. Surtout protégez les Sots, les Fourbes & les Fripons; écraſez le mérite & le Génie, & regardez quiconque à de la vertu & des talens, comme un double Ennemi. Ne ſouffrez pas qu'on s'aime, ni qu'on ſoit uni. Que l'ambition, l'avarice & la jalouſie, l'impudicité, les ruſes, la deſtruction de l'Homme naiſſant, tout l'artifice bien concerté de celui d'entre vous, qui n'eſt habile qu'à ſucceder; en un mot, que tous les abus poſſibles d'une Profeſſion dont les replis ſont impénétrables, ſoient vos paſſions favorites & vos inſéparables attributs. Préfe-

rant

rant vôtre réputation à la vie des Hommes, dont cent mille ne font pas au fond d'un plus grand prix que cent mille grains de Sable, que le Dieu des Vents emporte & fait voler à fon gré dans les Airs, fi vous avez annoncé la Mort, que les plus grands Princes périffent.

## LES MEDECINS.

Où eft Somnambule? il fe fut reconnu à ce difcours.

## PLUTON.

Paix Faquins. C'eft Somnambule, oui c'eft lui qui parle par ma bouche, & vous avertit de ne jamais donner prife fur vous, principalement à la face d'un Roi & de toute une Cour brillante. Qu'on ne s'écarte jamais par la même raifon des idées recuës par le Vulgaire. Hommes, Femmes, Savans, Beaux Efprits, Prêtres, Moines, Religieufes, Dévots, Dévotes, Chirurgiens, Apotiquaires, Charlatans, Accoucheufes, Gardes-Malades, l'Univers, tout ce qui fe mêle en un mot de la vie des Hommes, entre dans le projet d'un Médecin; le cercle qu'il faut embraffer eft fans bornes; il faut faire la Cour au Monde entier. Ce n'eft pas tout que les jeunes Médecins, même les plus éclairés, rampent comme autrefois devant les vieux Doyens, pour apprendre au peuple à ne jamais ceffer de refpecter une ignorance qui m'eft auffi précieufe: il faut réunir tous les caractères, & s'il fe peut l'ignorance de tous, pour s'en fervir & varier tout au befoin, comme autant de Pro-



thées.

thées. C'eſt ainſi que rejettant tout, ignorant tout, Graves, Importans, Déciſifs, vous verrez le roſier de la Médecine fleurir magnifiquement entre vos mains. C'eſt ce que je vous ſouhaite.

## LES MEDECINS.

*Amen.*

## BOUDINAU.

Sera fait, Sire, ainſi qu'il eſt requis.

## MAQUI.

*Le Conſeil en eſt pris, quand l'argent l'a donné,*

## PLUTON.

Cher Savantaſſe, ne vous relachez pas, j'attends tout du digne Héritier des Syſtêmes de Chirac. Et vous *Muſcadin* (*en ſe retournant*) reprenez le pavé de Paris, & au lieu de vous concentrer, comme vous avez toujours fait, répandez vous au moins, pour mieux employer le peu de tems que vous avez encore à vivre. Repandez-vous dans Paris, comme une huile contagieuſe.

## MUSCADIN.

Le Public n'a jamais ſenti mon mérite ; il me dédaigne, c'eſt pourquoi je l'ai planté là : mais quelques Grands Seigneurs m'ont diviniſé. J'ai été ménagé, comme un fruit précieux qui devoit donner l'Immortalité.

PLU-

### P L U T O N.

La Boëte de Pandore fut confiée aux Médecins; si vous n'êtes pas contens de la multitude
des Maladies. . . . .

### LES MEDECINS.

Sire, il y en a si peu, que tous les Savans
du corps ne font rien.

### P L U T O N.

Eh bien, ouvrez cette Boëte fatale ; que
la Peste, le Pourpre, la Petite & Grosse Ve-
role, la Rougeole, la Fièvre maligne, le *Cho-
lera-morbus*, la Dissenterie, la Cardialgie & toutes les Maladies en *ie*, couvrent épidemiquement
la Surface de tout Paris.

### M U S C A D I N.

Pourquoi ?

### P L U T O N.

Pour que vous soyez employé, Nigaut. La
foule des Maladies ne fait-elle pas passer la foule
des Médecins ? Le Sot Blondin, avec son air
de Suffisance Doctorale ! Et vous *Chat-huant*,
méchant coquin que vous êtes, dans l'espérance que vous raporterez quelque jour aux Confrères leurs deux mille Ecus, je veux bien rendre votre punition plus douce.



CHAT-

## CHAT-HUANT.

C'eſt-à-dire pendre avant mon départ les deux Monſtres qui ont dépoſé contre moi.

## PLUTON.

Non; mais vous devez être content , votre femme ne vous ſuivra point dans vôtre Exil. c'eſt l'ordre que je donne.

## CHAT-HUANT.

Tant il eſt vrai, qu'à quelque choſe malheur eſt bon! Ma foi vive Pluton, & vive ſon jugement! Combien je vois de Maris, qui voudroient être éxilés à pareil prix!

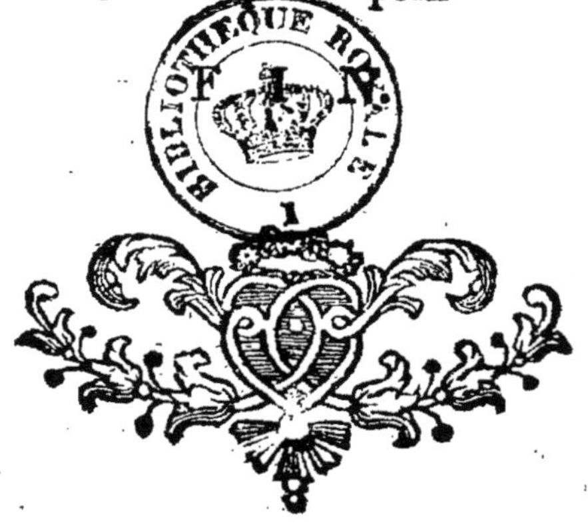

*VRAIS*

# VRAIS NOMS DES ACTEURS.

| | |
|---|---|
| SOMNAMBULE | MOLIN |
| LA TULIPPE | FALCONET |
| JAUNISSE | MARCOT |
| DOM QUICHOTE | DIONIS |
| SOT EN COUR | BOUILLAC |
| GRESILLON | HELVETIUS |
| VARDAUX | POUCE |
| SAVANTASSE | ASTRUC |
| BAVAROISE | PROCOPE |
| CHAT-HUANT | { L'Auteur du *Machia-vélisme* des Médecins & de cette Comédie. |
| MUSCADIN | SIDOBRE |
| MAQUI | BOYER |
| BOUDINAU | BOURDELIN |
| PLUTON. | autre *Maqui*. |

9 782014 046427